Der Cholesterin-Schwindel

Wie Medikamente und Mythen

unsere Gesundheit gefährden

Jörns Bühner

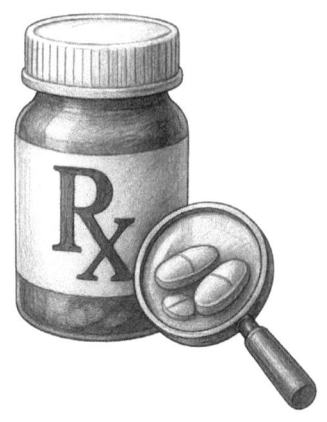

Wer die Wahrheit nicht weiß,
ist meist bloß nur ein Dummkopf.

Aber wer sie weiß und
sie eine Lüge nennt,
der ist ein Verbrecher.

Berthold Brecht

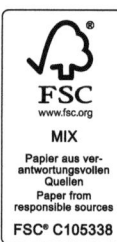

Verlag: BoD · Books on Demand GmbH, Überseering 33,
22297 Hamburg, bod@bod.de
Druck: Libri Plureos GmbH, Friedensallee 273, 22763 Hamburg
ISBN: 978-3-8192-6517-4

Inhaltsverzeichnis

Schlusswort

Vorwort:

Das Thema Cholesterin ist bereits viele Jahrzehnte alt und die aufgedeckten Lügen über ein schädliches Cholesterin sind ebenfalls schon viele Jahre alt.

Dennoch werden weltweit und tagtäglich weiterhin Statine in vielerlei Art und Form in den menschlichen Körper verbracht. Tagtäglich millionenfach. Leider. Und leider meist zu größerem und nachhaltigerem gesundheitlichen Schaden der Menschen.

Dieses Buch ist nicht das erste Buch, welches an dieser Stelle noch einmal aufklären, aufdecken und warnen möchte. Aber es ist aktuell, sehr gründlich recherchiert, mit Fakten und Quellenachweisen.

Und es ist natürlich kein medizinischer Ratgeber im klassischen Sinne. Es ist eher eine Kampfansage, eine Aufklärung und eine Einladung zum Nachdenken, sowie eine Warnung vor einem der größten Irrtümer und profitabelsten Lügen unserer Zeit.

Gerade nach Corona und den unsäglichen Lügen und verbrecherischen, weltweiten Maßnahmen gegen die Menschheit, ist es jetzt noch einmal Zeit zum Aufwecken.

Die Menschen müssen viel mehr noch aufgeklärt werden. Sie müssen u.a. die Wahrheit erfahren z. B. zum Thema Cholesterin und die Machenschaften des Systems.

Seit Jahrzehnten wird der Menschheit eingebläut: Cholesterin sei tödlich. Ein stiller Killer. Die häufigste Ursache für Herzinfarkte, Schlaganfälle und plötzlichen Herztod.

Die Medien wiederholen es mantrahaft in jeglicher Form, die Ärzte verschreiben Medikamente dagegen und die Industrie verdient Milliarden damit.

Doch was, wenn das alles auf einem Trugschluss basiert? Was, wenn das gefährliche Cholesterin in Wirklichkeit ein lebenswichtiges, schützendes Molekül ist – völlig diffamiert aus reinem Profitinteresse?

Mit diesem Buch lege ich den Finger direkt in die Wunde.

Es zeigt, wie wissenschaftliche Daten manipuliert, kritische Stimmen mundtot gemacht und ganze Bevölkerungen medikamentenabhängig gemacht wurden.

Es stellt unbequeme Fragen:

Zum Beispiel, warum werden ältere Menschen mit Statinen behandelt, obwohl ihr Nutzen in dieser Altersgruppe nie belegt wurde? Warum wird das Narrativ vom "guten" und "bösen" Cholesterin aufrechterhalten, obwohl es wissenschaftlich längst widerlegt ist?

Warum erfahren Patienten nicht, dass sie mit einem "zu hohen" Cholesterinwert oft gesünder und leistungsfähiger sind als mit einem künstlich gesenkten?

So hatte meine liebe Mutter ihr Leben lang einen Cholesterinwert von deutlich über 220 und sie wurde damit 93 Jahre alt. Wovon sie tatsächlich gut 90 Jahre bei recht guter Gesundheit war, kaum krank und stets beweglich und bei gutem Verstand. Sie ist damit ein wunderbares Beispiel.

Was Du nun also in diesem Buch lesen wirst, ist unbequem, vielleicht verstörend, aber dringend nötig. Denn nur wer die Lüge erkennt, kann sich befreien. Nur wer das System durchschaut, kann sich davor schützen.

Die Kapitel nehmen Dich mit auf eine Reise durch Desinformation und Verschleierung. Sie zeigen, wie Medien, Ärzte, Pharma- und Lebensmittelindustrie an einem Strang ziehen, um ein milliardenschweres Gespenst namens Cholesterin am Leben zu halten.

Sie zeigen, wie der "wissenschaftliche Konsens" gezielt hergestellt wurde, wie kritische Forscher diskreditiert und medizinische Leitlinien von Industriegeldern gelenkt wurden.

Die kurze Geschichte von Cholesterin bzw. dessen Einstufung und missbräuchliche Bewertung:

Der so genannte „normale" Cholesterinwert

1970er Jahre: Gesamtcholesterin < 300mg/dl galt als normal
1987: Einführung dr Statine
1990er Jahre: Zielwerte sinken auf < 240 mg/dl
2001: NCEP empfiehlt LDL < 100 mg/dl für so genannte Risikopatienten
Heute: LDL < 70 mg/dl bei Herz-Kreislauf Erkrankten, teils sogar <55 mg/dl

Wer übrigens dabei als Herz- Kreislauf erkrankt gilt, wird ebenfalls durch entsprechend gesenkte „normale" Blutdruckwerte und andere angepasste Parameter bestimmt. So hat man praktisch über Nacht neue Abonnenten für Statine, Blutdrucksenker u.v.m..

Ein aus Unternehmersicht traumhaftes Business. Allerdings sollte man dann auch besser kein Gewissen haben.

Ergo heute weltweit:
< 1 Milliarde Menschen mit „erhöhtem" Cholesterin
< 200 Millionen nehmen tagtäglich und lebenslang Statine
< 30 Milliarden USD Umsatz jährlich mit
Cholesterinsenkern

Noch Fragen?

Fakt ist jedoch, wir brauchen Cholesterin in hinreichender Menge als ganz wesentlichen lebenswichtigen Bestandteil aller Zellmembranen. Cholesterin ist in seinem natürlichen Vorkommen in unserem Körper geradezu lebenswichtig!

Wir brauchen Cholesterin praktisch als „Taxi" für alle fettlöslichen Vitamine.

Wir brauchen Cholesterin als Grundlage für Gallensäure und Vitamin D und 80% produziert unser Körper über die Leber ganz von selbst.

Ein zu geringer Cholesterinanteil ist überaus gesundheitsschädlich und führt mittel- bis langfristig zu irreparablen Erkrankungen. Das sollte eigentlich auch jeder behandelnde Arzt wissen und sich auch danach verhalten bzw. behandeln. Leider ist das bekanntermaßen nicht so. Dieses Buch geht auch genau darauf ein, warum das so ist.

Dieses Buch soll Dir nun helfen, alles besser zu verstehen. Es bietet weit mehr als nur bloße Kritik. Es bietet vor allem aktuell Aufklärung. Es zeigt Dir, welche Rolle Cholesterin tatsächlich im Körper spielt, was Arteriosklerose wirklich verursacht und warum nicht das Fett, sondern die uns stets gemachte Angst unser größter Feind ist.

Und selbstverständlich wird auch alles mit den entsprechenden Quellenangeben belegt.

Wenn Due dieses Buch jetzt mit offenem Verstand liest, wirst Du am Ende nicht nur klüger sein.

Du wirst möglicherweise sogar etwas wütend sein. Und Du wirst sicher bereit sein, mehr Verantwortung für Deine eigene Gesundheit zu übernehmen. Und genau das hilft Dir dann in jedem Fall weiter, sich vor dem teils schon mörderischen System zu lösen.

Willkommen in der Wirklichkeit. Es ist Zeit, sich von einem Mythos zu befreien und endlich aufzuwachen.

Lasse Dich bitte, in Deinem eigenen Interesse, nicht zum dauerhaft kranken Menschen machen!

Kapitel 1:

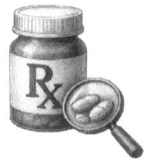

Die Cholesterin-Panik – Wie Angst zum Milliardengeschäft wurde

Es war einmal ein Molekül namens Cholesterin. Klein, fettlöslich, absolut lebensnotwendig. Ein Baustein unseres Gehirns, ein Rohstoff für unsere Hormone, unverzichtbar für die Bildung von Zellmembranen und Vitamin D.

Kurz: Cholesterin war für den menschlichen Körper ungefähr so essentiell wie Wasser und Sauerstoff. Doch irgendetwas geschah. Plötzlich wurde aus dem lebenswichtigen Cholesterin ein „Killerfett".

Ein heimtückischer Feind, der Arterien verstopft, Herzen zum Stillstand bringt und Millionen in den Tod reißt. Aus einem Freund wurde ein Monster.

Wer das in die Welt gesetzt hat? Die Antwort ist unbequem, aber notwendig: Es war nicht die Wissenschaft. Es war die Industrie. Die Pharmaindustrie.

Das war die Geburt eines Mythos. Die Geschichte der Cholesterin-Panik beginnt nicht in einem Labor, sondern sie hat ihren Anfang in den Vorstandsetagen der Pharma- und Lebensmittelkonzerne.

Schon in den 1950er Jahren suchten diese Industrien nach Wegen, ihre neuen Produkte zu verkaufen: cholesterinsenkende Margarinen, fettarme Nahrungsmittel, Medikamente gegen vermeintlich hohe Cholesterinwerte.

Aber wie verkauft man ein Produkt gegen ein Problem, das eigentlich niemand hat? Indem man ein Problem schafft.

Ein amerikanischer Ernährungswissenschaftler namens Ancel Keys lieferte die Steilvorlage. Seine "Seven Countries Study" behauptete, einen Zusammenhang zwischen dem Verzehr gesättigter Fettsäuren, Cholesterin und Herzerkrankungen gefunden zu haben.

Was kaum jemand wusste: Keys ignorierte Daten aus Ländern, die seiner These widersprachen. Seine Studie war methodisch zweifelhaft, aber sie bot genau das, was sich viele wünschten: einen Sündenbock.

Ab diesem Moment übernahmen die Medien. Mit schreienden Schlagzeilen wie "Cholesterin – der stille Killer" oder "Fett macht fett und krank!" wurde eine regelrechte Massenpanik erzeugt. Fernsehsendungen, Radiobeiträge und Zeitungsartikel überschlugen sich mit Warnungen.

Der Mensch begann, seine Nahrung mit Misstrauen zu betrachten. Butter? Gefährlich! Eier? Zeitbomben! Fleisch? Der Tod auf dem Teller!

Doch warum diese Einseitigkeit? Warum kamen ausschließlich Mediziner zu Wort, die von der Cholesterin-Hypothese überzeugt waren?

Ganz einfach: Weil sie bezahlt wurden. Von den gleichen Firmen, die cholesterinsenkende Medikamente und fettarme Ersatzprodukte auf den Markt brachten. Kritische Stimmen? Abgesägt, diffamiert, ignoriert.

Die Pharmaindustrie schlägt erbarmungslos zu. In den 1980er Jahren begann die goldene Ära der Statine. Diese Medikamente, die angeblich den Cholesterinspiegel senken und so Herzinfarkte verhindern sollten, wurden als Wundermittel gefeiert.

Zunächst verordnet bei echten Risikopatienten, bald darauf als Präventivmaßnahme für Millionen gesunde Menschen.

Statine wurden zu einem der profitabelsten Medikamente aller Zeiten. Lipitor von Pfizer, eines der ersten und bekanntesten Statine, erzielte allein in einem Jahr mehr als 12 Milliarden Dollar Umsatz.

Das Produkt war genial: Es schuf seine eigene Nachfrage. Denn wer einmal mit der Einnahme begann, wurde meist nie mehr wieder davon befreit. Die Angst vor dem, ach so bösen, Cholesterin war so tief verwurzelt, dass kaum jemand es wagte, zu hinterfragen. So schafft man dauerhaft immer neue Abonnenten.

Doch während die Kassen der Konzerne klingelten, mehrten sich nach und nach die kritischen Stimmen. Unabhängige Studien, natürlich nicht von der Industrie finanziert, zeigten: Der Zusammenhang zwischen Cholesterin und Herzinfarkt ist viel schwächer als behauptet – oder existiert gar nicht.

Menschen mit hohen Cholesterinwerten leben oft länger als jene mit niedrigen. Cholesterinsenker haben alle schwere Nebenwirkungen, von Muskelschmerzen über Leberprobleme bis hin zu Depressionen u.v.m...

Doch diese Dinge fanden natürlich keinen Platz in den Leitmedien. Kein Wunder: Wer sich gegen die Cholesterin-Lüge stellte, riskierte seinen Ruf, seine Karriere, seine Finanzierung. Professoren, die es wagten, Kritik zu üben, verloren Forschungsgelder. Ärzte, die ihren Patienten von Statinen abrieten, wurden als verantwortungslos bezeichnet.

Die immer wieder gemachte Angst dient als dauerhafte Einnahmequelle. Die Psychologie hinter dieser Kampagne ist so simpel wie perfide: Erzeuge Angst, liefere die (kostenpflichtige) Lösung und verteufle jeden, der widerspricht.

Die Cholesterin-Panik war nicht das Ergebnis wissenschaftlicher Erkenntnis, sondern ein Marketingcoup. Ein genialer Schachzug, der bis heute wunderbar funktioniert.

Die Fakten? Ignoriert. Die Opfer? Zahllos. Menschen, die trotz bester Gesundheit Medikamente nehmen, die sie krank machen. Ärzte, die blind Leitlinien folgen, die von Pharmafirmen meist geschrieben oder mitgeschrieben wurden. Patienten, die glauben, ihr Leben hinge von einem Laborwert ab – und dabei das Wesentliche aus den Augen verlieren: ihre Lebensqualität.

Wir leben in einem System, das Krankheit besser belohnt als Gesundheit. Die Pharmaindustrie verdient nicht an Gesunden und nicht an Toten. Sie lebt von den chronisch Kranken. Und wie schafft man sich diese Kundschaft? Indem man Krankheiten definiert, wo keine sind. Indem man Grenzwerte senkt. Indem man Risikofaktoren wie Cholesterin zur Bedrohung erklärt.

Ein klassisches Beispiel: Die Grenzwerte für "zu hohes" Cholesterin wurden in den letzten Jahrzehnten mehrfach nach unten korrigiert. Nicht, weil neue Erkenntnisse das nötig machten, sondern weil mit jedem gesenkten Wert Millionen neue "Patienten" entstanden. Menschen, die sich künftig lebenslang mit Statinen behandeln lassen mussten.

Die Medien hätten die Aufgabe gehabt, aufzuklären. Stattdessen haben sie mitgespielt. Sie haben Pressemitteilungen der Pharmafirmen als Fakten verkauft, kritische Stimmen unterdrückt und die Angst geschürt. Ein journalistischer Offenbarungseid.

Der vierte Stand hat seine Unabhängigkeit einmal mehr verkauft – gegen Anzeigen, Sponsoring und Zugang zu "Experten".

Heute weiß man: Die meisten Studien, die die Wirksamkeit von Statinen belegen sollten, wurden direkt oder indirekt von den Herstellern finanziert. Interessenkonflikte wurden verschleiert, Daten manipuliert, Nebenwirkungen heruntergespielt.

Und wie ist nun die Wahrheit?

Die Wahrheit ist unbequem: Cholesterin ist kein Feind. Es ist lebensnotwendig. Es gibt kein "gutes" oder "schlechtes" Cholesterin – diese Begriffe entstammen dem Marketing, nicht der Biochemie.

Herzinfarkte haben viele Ursachen: psychischer Stress, chronische Entzündungen, oxidativer Stress, Blutzucker,

Rauchen, Bewegungsmangel. Cholesterin ist oft nur ein stiller Zeuge, kein Täter.

Wer sich gesund ernährt, sich bewegt, Stress reduziert und zu viel Alkohol und Rauchen meidet, tut mehr für sein Herz als jeder Cholesterinsenker. Doch das bringt natürlich keine Milliarden. Und darum wird diese Wahrheit auch stets bekämpft.

Die Cholesterin-Panik ist auch kein medizinischer Irrtum. Sie ist ein systematisch mutwillig aufgebauter Mythos. Eine Marketingkampagne, die Millionen Menschen in Angst versetzt, Milliardenprofite ermöglicht und kritische Wissenschaftler zum Schweigen bringt.

Die größte Krankheit ist nicht das Cholesterin. Es ist die Profitgier, die unsere Gesundheit zur Ware macht. Und die größte Medizin ist nicht die Tablette, sondern der Mut zur Wahrheit.

Eine aktuelle Parallele in der Gegenwart:

Die Corona-Pandemie, die eine Plandemie war/ist.

Was sich mit Cholesterin und Statinen über Jahrzehnte entwickelte, erlebte während der COVID-19-Krise eine neue, globalisierte Dimension. Plötzlich war die ganze Welt im Bann eines Virus, begleitet von einer medialen Dauerbeschallung und einer beispiellosen politischen Mobilmachung.

Auch hier war Angst der zentrale Motor. Auch hier bestimmte eine kleine, aber extrem einflussreiche Gruppe von Akteuren die Deutungshoheit: Pharmafirmen, WHO, Medienkonzerne, Politiker – und eine neue digitale Elite.

Ein aufschlussreiches Beispiel ist der milliardenschwere Impfstoffmarkt, der binnen weniger Monate aus dem Boden gestampft wurde.

Die EU schloss geheime Verträge mit Herstellern wie Pfizer/BioNTech ab – der volle Vertragstext wurde nie veröffentlicht. (Quelle: European Court of Auditors, Special Report 2022)

Im Zentrum der Kritik steht die mRNA-Technologie, die in Rekordzeit ohne langfristige Sicherheitsprüfung auf Milliarden Menschen ausgerollt wurde. Dr. Peter Doshi, Mitherausgeber des "British Medical Journal", kritisierte früh die Intransparenz der Pfizer-Zulassungsstudien und sprach offen von "wissenschaftlicher Täuschung". (Quelle: BMJ, 2021)

Auch hier wurden kritische Stimmen systematisch unterdrückt. Ärzte, die alternative Therapien propagierten oder vor Impfnebenwirkungen warnten, wurden medial diffamiert, beruflich isoliert oder gar mit Berufsverboten belegt.

Die WHO und nationale Behörden zensierten aktiv Inhalte auf Plattformen wie YouTube, Twitter und Facebook – häufig in direkter Absprache mit den Konzernen. (Quelle: U.S. House Judiciary Committee, 2023)

Ein besonders beunruhigendes Beispiel ist das "Event 201" vom Oktober 2019, eine Pandemie-Simulationsübung, organisiert vom World Economic Forum, der Gates Foundation und dem Johns Hopkins Center for Health Security – nur wenige Monate vor dem realen Ausbruch. (Quelle: Center for Health Security, 2019)

Viele Kritiker sehen in der Pandemie nicht nur eine medizinische Krise, sondern auch einen ökonomischen und politischen Hebel für den sogenannten "Great Reset", wie ihn das Weltwirtschaftsforum um Klaus Schwab propagiert: eine grundlegende Transformation globaler Strukturen unter technokratischer Kontrolle. (Quelle: Schwab, Klaus: "COVID-19: The Great Reset", 2020)

Die Corona Inszenierung war eher ein Test, als eine echte Pandemie. Wie weit lassen sich die Menschen weltweit orchestriert manipulieren und lenken. Auch und insbesondere bei massiven Einschränkungen der Freiheit und der Grundrechte?

Auch hier wird mit den immer gleichen Druckmitteln gearbeitet: Angst. Auch hier: Kontrolle über die Information. Auch hier: Milliardprofite für eine Handvoll global agierender Unternehmen. Die Parallelen zur Cholesterin-Panik sind frappierend – nur globaler, schneller, aggressiver.

Die Panik war also kein Unfall, sondern ein inszenierter Coup. Die Corona-Erzählung zeigt, wie weit dieses Prinzip im digitalen Zeitalter ausgedehnt wurde. Die wahren Krankmacher heißen Profitgier, Ignoranz und Manipulation.

Wenn wir beginnen, wieder kritisch zu denken, unabhängige Forschung zu fordern und Verantwortung für unsere Gesundheit zu übernehmen, dann fällt der Mythos in sich zusammen. Es ist Zeit, ihn zu durchschauen – und sich zu befreien.

Quellenverzeichnis (Auszug):

- Teicholz, Nina: "The Big Fat Surprise" (2014)

- Ravnskov, Uffe: "The Cholesterol Myths" (2000)

- BMJ Open, 2016; Cochrane Reviews; Harvard Medical School Publikationen

- WHO Bulletin, 2008; JAMA, 2011; AJCN, 2010

- Pfizer Annual Report, 2006

- Framingham Heart Study (1987)

- Spiegel Online, 2015

- BMJ 2021: Peter Doshi, "Pfizer and Moderna vaccine transparency concerns"

- European Court of Auditors, Special Report on COVID-19 Vaccine Procurement (2022)

- U.S. House Judiciary Report on Social Media Censorship (2023)

- Center for Health Security: Event 201 Exercise (2019)

- Schwab, Klaus: "COVID-19: The Great Reset" (2020)

Kapitel 2:

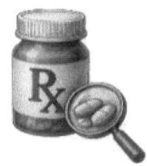

Marionetten der Macht – Wie Medien die Cholesterin-Lüge verbreiten

Die Presse soll die vierte Gewalt im Staate sein, ein Korrektiv gegen Übergriffe der Politik und ein Schutzschild gegen die Machtgier der Konzerne. Doch was, wenn diese vierte Gewalt selbst zur korrumpierten Marionette wird?

Was, wenn sie sich nicht länger aufklärend und kritisch, sondern propagandistisch und manipulativ gebärdet? Genau das geschieht seit Jahrzehnten im Kontext der Cholesterin-Debatte, sowie ansonsten mittlerweile ohnehin in allen anderen Bereichen.

Medien, die sich als Sprachrohr der Wissenschaft inszenieren, verbreiten in Wahrheit die einseitigen Narrative einer Industrie, deren Hauptziel nicht Gesundheit, sondern Umsatz ist.

Es ist eine Symbiose von Medien und Industrie. Die meisten Menschen informieren sich über Gesundheitsthemen aus Zeitungen, Fernsehsendungen, Magazinen oder digitalen Nachrichtenportalen des Mainstreams. Genau hier beginnt das Problem.

Denn ein erheblicher Teil der gesundheitsbezogenen Berichterstattung basiert nicht auf unabhängiger Recherche, sondern auf vorgefertigten Pressemitteilungen, oft direkt aus den Kommunikationsabteilungen der Pharma- oder Lebensmittelkonzerne.

Diese werden unkritisch übernommen, teils wörtlich, und erhalten den Anstrich journalistischer Objektivität.

Ein Beispiel: Als die American Heart Association 2017 erneut dazu aufrief, gesättigte Fette zu meiden, übernahmen zahlreiche Medien weltweit diese Empfehlung ohne jede kritische Hinterfragung.

Dass die AHA eng mit der Margarine- und Pharmaindustrie vernetzt ist und Studien zitiert wurden, die gravierende methodische Schwächen aufwiesen, wurde verschwiegen. (Quelle: Teicholz, N. "The scientific report guiding the US dietary guidelines: is it scientific?", BMJ 2015;351:h4962)

Die mehr als fragwürdige Rolle der sogenannten Experten. In vielen Beiträgen zu Cholesterinfragen treten dieselben Gesichter auf: Universitätsprofessoren, Kardiologen, Ernährungsexperten.

Auf den ersten Blick wirken sie neutral. Doch bei genauerem Hinsehen wird klar: Viele von ihnen sind eng mit der Industrie verflochten, erhalten Drittmittel, sprechen auf gesponserten Konferenzen und sitzen in Beiräten von Pharmakonzernen.

Ein besonders aufschlussreiches Beispiel war die massive Präsenz von Professor Dr. Scott Grundy in US-Medien – ein Schlüsselakteur in der Definition der Cholesterin-Grenzwerte.

Später stellte sich heraus, dass er umfangreiche Zahlungen von mehreren Pharmakonzernen erhalten hatte, darunter Pfizer und Merck. (Quelle: Lenzer, Jeanne. "Most guideline panellists have ties to industry", BMJ 2004;329(7457):64)

Es ist eine systematische Unterdrückung kritischer Stimmen. Wer gegen den Strom schwimmt, wird mundtot gemacht. Kritische Experten wie Dr. Malcolm Kendrick (Autor von "The Great Cholesterol Con"), Dr. Uffe Ravnskov (Autor von "The Cholesterol Myths") oder Prof. Dr. Walter Hartenbach (Autor von "Die Cholesterin-Lüge") wurden über Jahre hinweg aus den Mainstream-Medien verbannt.

Ihre Forschung wurde ignoriert, ihre Warnungen als "wissenschaftlich nicht haltbar" abgestempelt – oft ohne inhaltliche Auseinandersetzung.

Der Fall Hartenbach ist bezeichnend: Der deutsche Arzt und Buchautor warnte früh vor der Cholesterin-Panik und zeigte auf, dass Arteriosklerose kaum etwas mit Cholesterin zu tun hat.

In seinem Buch schrieb er: "Nicht das Cholesterin ist der Killer, sondern die Ignoranz in den Köpfen der Mediziner." (Hartenbach, W., "Die Cholesterin-Lüge", 2002)

Die Abhängigkeit der Medien zeigt sich nicht nur in der redaktionellen Ausrichtung, sondern auch in ihrer Finanzierung. Pharmakonzerne sind Großkunden. Sie schalten ganzseitige Anzeigen, sponsern Gesundheitsbeilagen oder organisieren Expertenforen.

Wer diesen Geldhahn nicht verlieren will, berichtet, was genehm ist – und schweigt, wenn es unbequem wird.

Ein Insider-Zitat aus einem Interview mit dem Journalisten Paul Schreyer (Multipolar Magazin): „Wenn ein Konzern jährlich siebenstellige Summen für Werbung ausgibt, überlegt sich eine Redaktion sehr genau, ob sie einen kritischen Bericht über dessen Produkte veröffentlicht."

Zahlreiche Redaktionen erhalten zudem exklusive Vorabinformationen – allerdings nur, wenn sie sich an gewisse "Spielregeln" halten. Abweichler laufen Gefahr, von Pressekonferenzen ausgeschlossen oder nicht mehr beliefert zu werden.

Ein besonders eklatantes Beispiel war ein Artikel des Nachrichtenmagazins "Der Spiegel" (Ausgabe 10/2015), der titelte: "Statine retten Leben – neue Mega-Studie räumt mit Mythen auf".

Der Artikel zitierte ausschließlich Studien, die von der Cholesterin Treatment Trialists' (CTT) Collaboration kamen – einer Forschungsgruppe, die eng mit Pharmaunternehmen wie AstraZeneca und Pfizer kooperierte. Kritische Stimmen wie die von Dr. Michel de Lorgeril oder Dr. Zoe Harcombe wurden mit keinem Wort erwähnt.

Tage später erschienen im "British Medical Journal" mehrere Leserbriefe, darunter einer von Dr. David Newman (Mount Sinai School of Medicine), der schrieb: "Statins save lives only in selected patients. Generalizing these findings is misleading and dangerous." (BMJ, 2015)

In sozialen Netzwerken ist das Problem noch gravierender. Plattformen wie Facebook, YouTube oder Google bevorzugen Inhalte, die mit offiziellen Gesundheitsleitlinien konform gehen. Abweichende Informationen werden algorithmisch herabgestuft, demonetarisiert oder ganz gelöscht.

Die Begründung: Schutz vor "Falschinformationen".

Doch wer bestimmt, was falsch ist? In vielen Fällen orientieren sich die Plattformen an Organisationen wie der WHO oder der FDA – Institutionen, die selbst tief mit der Industrie verwoben sind.

Ein Beispiel: YouTube löschte 2021 ein Interview mit Dr. John Ioannidis von der Stanford University, in dem er die Risikobewertung von COVID-19-Maßnahmen mit der gleichen Methodenkritik analysierte, wie er es Jahre zuvor mit Cholesterin-Empfehlungen getan hatte.

In einem Interview sagte Ioannidis: „Wissenschaft ist kein Dogma. Wenn abweichende Meinungen unterdrückt werden, ist das keine Wissenschaft mehr." (Quelle: Epoch Times, 2021)

Medienkompetenz als Notwehr

In einer Welt, in der Information zur Ware und Meinung zur Ware wird, ist Medienkompetenz keine Option mehr, sondern Notwehr. Jeder Leser, jeder Zuschauer, jeder Internetnutzer muss lernen, zwischen Berichterstattung und Public Relations zu unterscheiden. Quellenprüfung, Transparenz, kritisches Denken sind heute überlebenswichtig.

Wir müssen uns fragen: Wer hat Interesse daran, dass wir bestimmte Informationen glauben – und wer profitiert davon, wenn wir sie nicht hinterfragen?

Die Verantwortung der Journalisten

Journalisten müssen wieder zu ihrer ureigenen Aufgabe zurückfinden: den Mächtigen auf die Finger schauen. Unbequeme Fragen stellen. Nicht nur weitergeben, was Pharmakonzerne, Ministerien oder WHO vorgeben. Denn wenn Medien ihre Unabhängigkeit aufgeben, geben sie auch ihren Anspruch auf Wahrheit auf.

In den Worten von George Orwell: „Journalismus bedeutet, etwas zu drucken, von dem jemand nicht will, dass es gedruckt wird. Alles andere ist Public Relations."

Fazit: Die Propagandamaschine entlarven

Die mediale Verbreitung der Cholesterin-Lüge ist kein Ausrutscher. Sie ist Teil eines Systems. Einem System, das Ärzte instrumentalisiert, Wissenschaft korrumpiert und die Öffentlichkeit manipuliert. Wer das durchbrechen will, braucht Mut. Und Aufklärung. Dieses Buch will dazu beitragen.

Denn: Nur wer erkennt, wie die Lüge verbreitet wird, hat eine Chance, sich von ihr zu befreien.

Quellenverzeichnis (Auszug):

- Teicholz, Nina. BMJ 2015;351:h4962

- Lenzer, Jeanne. BMJ 2004;329(7457):64

- Hartenbach, Walter. "Die Cholesterin-Lüge", 2002

- Kendrick, Malcolm. "The Great Cholesterol Con"

- Ravnskov, Uffe. "The Cholesterol Myths"

- Spiegel, Ausgabe 10/2015

- BMJ Leserbriefe 2015

- Ioannidis, John. Interview, Epoch Times 2021

- Orwell, George. Zitat aus „The Freedom of the Press"

Kapitel 3:

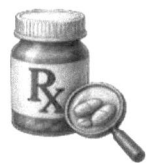

Die Anti-Cholesterin-Mafia – Wer wirklich hinter der Kampagne steckt

Wer einen Mythos erschaffen will, braucht keine Fakten, sondern Macht, Geld und Einfluss. Die Geschichte vom angeblich tödlichen Cholesterin ist das perfekte Beispiel für ein medizinisches Narrativ, dass über Jahrzehnte hinweg systematisch aufgebaut, verbreitet und gegen jeden Widerstand verteidigt wurde.

Aber wer sind die Drahtzieher hinter dieser Kampagne? Wer profitiert von der Angst, die Millionen Menschen in die Medikamentenabhängigkeit treibt?

Dieses Kapitel nimmt die Akteure unter die Lupe – und legt offen, wie eine Allianz aus Pharmaindustrie, Lebensmittelkonzernen, regierungsnahen Gremien und gekaufter Wissenschaft die Welt in Angst vor einem lebenswichtigen Molekül versetzt hat.

Big Pharma: Die Profiteure des Dauerpatienten

Beginnen wir mit der offensichtlichsten Partei: der Pharmaindustrie. Konzerne wie Pfizer, Merck, AstraZeneca oder Sanofi haben in den letzten Jahrzehnten Milliarden mit Cholesterinsenkern verdient. Statine – die bekannteste Medikamentengruppe – gehören zu den meistverkauften Arzneimitteln der Welt.

Allein Lipitor, das von Pfizer vermarktet wurde, erzielte zwischen 1997 und 2011 mehr als 125 Milliarden Dollar Umsatz. (Quelle: Pfizer Annual Report)

Die Industrie hat ein direktes Interesse daran, Cholesterin als Gefahr darzustellen – und zwar nicht nur bei Erkrankten, sondern auch bei Gesunden.

Die Strategie ist einfach: Senke die Grenzwerte, und schaffe neue "Patienten". Mit jeder Anpassung der Richtlinien stieg die Zahl der Menschen, die medikamentös behandelt werden sollten, sprunghaft an.

Ein internes Memo eines Pharmakonzerns (veröffentlicht durch "Public Citizen") zeigt: "Unsere größte Umsatzchance liegt in der Behandlung von Personen mit moderat erhöhtem Cholesterinwert, die bislang keine Therapie erhalten."

Die Rolle der sogenannten Expertenkommissionen

Wer definiert eigentlich, was ein "gefährlich hoher" Cholesterinwert ist? Es sind in der Regel sogenannte Leitliniengremien, die medizinische Empfehlungen herausgeben.

Doch eine Analyse von Jeanne Lenzer im "BMJ" (2004) zeigte, dass mehr als 80 % der Mitglieder solcher Gremien finanzielle Beziehungen zur Pharmaindustrie hatten.

Ein besonders dreister Fall war die National Cholesterol Education Program (NCEP) Expert Panel der USA: Von den acht Mitgliedern, die die neuen Grenzwerte im Jahr 2004 festlegten, standen sechs in finanzieller Verbindung zu Herstellern von Statinen. (Quelle: BMJ 2004;329(7457):64)

Die Lebensmittelindustrie: Vom Fett zum Zucker

Doch nicht nur Pharmafirmen profitieren von der Cholesterin-Panik. Auch die Lebensmittelindustrie hat ein massives Interesse daran, Fette zu verteufeln – und dafür Zucker, Kohlenhydrate und verarbeitete Produkte in den Mittelpunkt der Ernährung zu stellen.

Die Margarineindustrie etwa war ein früher Nutznießer der Anti-Fett-Kampagne. Unternehmen wie Unilever warben seit den 1970er Jahren mit Slogans wie "gut für das Herz" und "cholesterinsenkend".

Grundlage für diese Werbeaussagen waren Studien, die entweder von den Herstellern selbst in Auftrag gegeben oder von industrienahen Instituten erstellt wurden.

In einem internen Memo von Procter & Gamble (Hersteller von Crisco) heißt es: "Die Debatte um Cholesterin bietet eine strategische Chance, pflanzliche Öle als gesundheitsförderlich zu positionieren." (Quelle: Freedman & Barnouin, "Skinny Bitch")

Die US-Regierung und die Ernährungspyramide

Ein Wendepunkt in der Geschichte der Cholesterin-Kampagne war die Einführung der offiziellen US-Ernährungsempfehlungen in den 1980er Jahren.

Sie fußten auf der Hypothese, dass gesättigte Fette Herzerkrankungen verursachen – eine Annahme, die wissenschaftlich nie belastbar belegt wurde. (Quelle: Teicholz, N. BMJ 2015)

Dennoch hielt sich diese Annahme über Jahrzehnte und wurde sogar international übernommen.

Die WHO, europäische Leitlinien und nationale Gesundheitsbehörden weltweit übernahmen das Narrativ – oft, ohne eigene Studien durchzuführen. Kritiker wie Gary Taubes bezeichneten dies als "wissenschaftliches Wunschdenken, das zur Doktrin wurde".

Gekaufte Wissenschaft: Wenn Ergebnisse planbar werden

Ein besonders erschreckendes Beispiel für industriegesteuerte Wissenschaft war die "Minnesota Coronary Survey". Diese große Studie aus den 1970er Jahren zeigte, dass Menschen, die sich cholesterinarm ernährten, keineswegs seltener Herzinfarkte erlitten.

Doch die Ergebnisse wurden über Jahre hinweg nicht veröffentlicht, weil sie den Interessen der Sponsoren widersprachen. (Quelle: BMJ 2016;353:i1246)Auch die sogenannte "Framingham Study", die oft als Beleg für die Cholesterin-Hypothese zitiert wird, liefert bei genauerem Hinsehen widersprüchliche Daten.

In einem 30-Jahres-Follow-up heißt es: "Je höher der Cholesterinspiegel bei älteren Teilnehmern, desto geringer die Sterblichkeit." (Framingham Heart Study, 1987)

Die Stiftung hinter dem Mythos: Die Rolle der Gates Foundation

In jüngerer Zeit hat sich ein neuer Player im Gesundheitsbereich etabliert: die Bill & Melinda Gates

Foundation. Offiziell tritt sie als unabhängiger Förderer von Gesundheitsprojekten auf. Inoffiziell ist sie jedoch tief mit den Interessen der Pharma- und Biotechnologiebranche verflochten.

Ein Investigativbericht von "The Nation" (2020) zeigte, dass die Gates Foundation massiv in Pharmaaktien investiert ist – darunter auch Unternehmen, die Statine herstellen.

Ihre Förderentscheidungen beeinflussen die globale Forschungslage massiv, besonders in Entwicklungsländern, wo sie die Weichen für ganze Gesundheitssysteme stellt.

Die WHO: Zwischen Hilfe und Einflussnahme

Die Weltgesundheitsorganisation (WHO) genießt nach wie vor einen Ruf als neutrale Instanz. Doch Kritiker weisen seit Jahren darauf hin, dass sie zunehmend von privaten Geldgebern abhängig ist.

Laut Finanzberichten stammen heute mehr als 80 % der Mittel aus zweckgebundenen Spenden – viele davon von Pharmakonzernen und der Gates Foundation. (Quelle: WHO Programme Budget 2020-2021)

Diese Abhängigkeit wirft Fragen auf. Wie neutral kann eine Organisation Empfehlungen zu Medikamenten oder Ernährung abgeben, wenn sie von den Akteuren bezahlt wird, die daran verdienen?

Die Medien als Erfuüllungsgehilfen

Wie bereits im vorherigen Kapitel aufgezeigt, spielen auch die Medien eine tragende Rolle im System der Anti-Cholesterin-Mafia. Sie verbreiten die Narrative der Industrie, weil sie finanziell davon abhängig sind. Kritische

Stimmen finden selten Raum, investigative Recherchen werden zur Ausnahme.

Ein Beispiel ist der "New York Times"-Artikel über den angeblichen Nutzen von Statinen bei gesunden Menschen. Erst im Kleingedruckten wurde darauf hingewiesen, dass der zitierten Studie die Daten unabhängiger Replikation fehlten. (NYT, 2017)

Ein perfides Netz von Einfluss und Kontrolle

Die Cholesterin-Panik ist das Resultat eines Netzwerks aus Interessen, das weit über die Medizin hinausgeht. Es reicht von der Agrarwirtschaft über die Nahrungsmittelkonzerne bis in die Spitzen internationaler Gesundheitsgremien.

Wer dieses Netzwerk kritisiert, wird nicht selten als "Verschwörungstheoretiker" diffamiert. Doch wie sagte schon George Orwell: "Je weiter sich eine Gesellschaft von der Wahrheit entfernt, desto mehr wird sie jene hassen, die sie aussprechen."

Fazit: Namen, Netzwerke, Interessen

Die Anti-Cholesterin-Mafia ist keine fiktive Verschwörung. Sie ist ein real existierendes Netzwerk aus Firmen, Organisationen, Experten und Medien, das auf gegenseitigem Nutzen basiert. Ihr Ziel ist nicht Aufklärung, sondern Kontrolle. Nicht Gesundheit, sondern Abhängigkeit. Nicht Wahrheit, sondern Profit.

Wer den Mut hat, hinter die Kulissen zu blicken, wird erkennen: Der wahre Skandal ist nicht, dass man uns belogen hat – sondern, dass man immer noch versucht, uns zum Schweigen zu bringen.

Quellenverzeichnis (Auszug):

- Pfizer Annual Report 2011

- BMJ 2004;329(7457):64 (Lenzer, J.)

- Freedman & Barnouin, "Skinny Bitch"

- BMJ 2015;351:h4962 (Teicholz, N.)

- BMJ 2016;353:i1246 (Minnesota Coronary Survey)

- Framingham Heart Study 30-Year Follow-up (1987)

- The Nation, "Bill Gates's Charity Paradox", 2020

- WHO Programme Budget 2020-2021

- NYT, "Statins May Have Benefits for Healthy People", 2017

- Orwell, G. – "The further a society drifts from the truth..."

Kapitel 4:

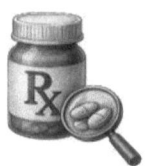

Industrie-Ärzte auf Sendung: Wenn Wissenschaftler nicht zu Wort kommen dürfen

Die Fernsehkameras laufen, das Studio ist perfekt ausgeleuchtet, und ein Professor mit Doktortitel steht vor der Kamera. Er spricht über Cholesterin, über Risiken, über die Bedeutung früher Statintherapie. Es klingt wissenschaftlich, professionell und vertrauenserweckend.

Doch was dem Zuschauer verborgen bleibt: Der vermeintlich neutrale Experte hat finanzielle Verbindungen zu Pharmafirmen, sitzt in industrienahen Gremien und wiederholt Aussagen, die direkt aus den Marketingabteilungen der Hersteller stammen. Willkommen in der Welt der Industrie-Ärzte.

In diesem Kapitel geht es nicht nur um Interessenkonflikte. Es geht um ein tiefgreifendes, strukturelles Problem: Die wissenschaftliche Debatte wird von einer kleinen, elitenhaften Gruppe dominiert, die Zugang zu Medienplattformen hat – während unabhängige, kritische

Wissenschaftler systematisch ausgegrenzt, diffamiert oder ignoriert werden.

Die Expertenillusion: Vertrauen durch Titel und Kittel

Warum schenken Menschen sogenannten TV-Ärzten so viel Glauben? Die Antwort ist einfach: Der weiße Kittel, die akademischen Titel und der Auftritt im Fernsehen erzeugen Vertrauen.

Psychologisch nennt man das den "Halo-Effekt": Ein äußerlich kompetent wirkender Mensch wird automatisch als glaubwürdig wahrgenommen – unabhängig vom Inhalt.

Doch hinter dem scheinbar unabhängigen Experten stehen oft Millionenbeträge. Laut einer Analyse von "ProPublica" (2018) erhielten allein in den USA über 600.000 Ärzte Zuwendungen von Pharmafirmen – für Vorträge, Beraterhonorare oder "Forschung".

Viele dieser Mediziner treten auch in Medien auf, ohne dass ihre Interessenkonflikte offengelegt werden.

Beispiel: Dr. Steven Nissen, renommierter Kardiologe und häufiger Gast in US-Talkshows, war Vorsitzender mehrerer Studien zu Statinen – während er gleichzeitig Millionenbeträge an Forschungsgeldern von den Herstellern bezog. (Quelle: ProPublica – Dollars for Docs, 2018)

Wie kritische Wissenschaftler mundtot gemacht werden

Im Gegensatz zu den präsenten Industrie-Ärzten fristen viele unabhängige Forscher ein Schattendasein. Ihre Erkenntnisse schaffen es nicht in die Hauptnachrichten oder in Talkshows zur besten Sendezeit. Warum? Weil sie stören. Weil sie unbequeme Wahrheiten aussprechen. Und weil sie keine Lobby haben.

Dr. Uffe Ravnskov, Autor von "The Cholesterol Myths", wurde in Schweden über Jahre hinweg aus dem akademischen Betrieb gemobbt.

Seine Forschung zeigte, dass es keinen eindeutigen Zusammenhang zwischen Cholesterinspiegel und Herzinfarktrisiko gibt. Anstatt seine Arbeit zu diskutieren, diffamierte man ihn als "Außenseiter".

Ein ähnliches Schicksal traf Dr. Michel de Lorgeril aus Frankreich. Seine Ergebnisse zur mediterranen Diät widersprachen den Statin-Hypes. Obwohl seine Studien peer-reviewed und hochqualitativ waren, wurde er in den Medien fast nie zitiert.

Medienplattformen für die Industrie

Der Zugang zur Öffentlichkeit ist keine Frage der Qualität der Forschung, sondern der Vernetzung. Medien greifen bevorzugt auf Personen zurück, die leicht verfügbar sind, gut kommunizieren können – und keine kritischen Fragen aufwerfen.

Eine Untersuchung des deutschen Medienportals "Übermedien" zeigte, dass Gesundheitsbeiträge in ARD und ZDF fast ausschließlich industriekonforme Positionen wiedergaben. Kritiker kamen in weniger als 5 % der Sendungen zu Wort. (Quelle: Übermedien, 2021)

Der berühmte ARD-Beitrag "Risikofaktor Cholesterin" aus 2013 wurde nach massiver Kritik unabhängiger Wissenschaftler zurückgezogen.

Es stellte sich heraus, dass mehrere interviewte Experten Verbindungen zur Industrie hatten, die im Beitrag nicht offengelegt wurden.

Wissenschaft im Dienst der PR

Ein weiteres Mittel zur Meinungsbildung ist die strategische Platzierung wissenschaftlich klingender Inhalte in populärwissenschaftlichen Formaten.

Die "Apotheken Umschau" etwa erscheint mit einer Auflage von über 9 Millionen Exemplaren. Ihre Inhalte stammen oft von industrienahen Agenturen oder werden durch Sponsoring beeinflusst. Das ist faktisch für die Verbraucher, Patienten und Leser schlicht eine Irreführung der schlimmeren Art. Denn die Aufmachung dieser Publikationen geben dem Leser den Eindruck, eines seriösen Blattes, dem na doch sicher vertrauen kann.

Ein böser und dann meist folgenschwerer Irrtum. Zahlreiche Ärztezeitschriften wie "Der Hausarzt" oder "Ärzteblatt" veröffentlichen regelmäßig Fortbildungsartikel zu Cholesterin, die von Pharmafirmen finanziert sind. Diese Artikel dienen nicht der Aufklärung, sondern der Absatzförderung.

Zitat aus einer internen Präsentation einer PR-Agentur: "Ziel ist es, den behandelnden Arzt mit überzeugenden Argumenten auszustatten, um die Therapieadhärenz bei Cholesterinsenkern zu steigern." (Quelle: geleaktes PDF via whistleblower, 2020)

Die unsichtbare Macht der Sponsoren

Was viele nicht wissen: Selbst medizinische Kongresse sind keine neutralen Veranstaltungen. Der European Society of

Cardiology Congress etwa wird seit Jahren von Firmen wie Sanofi, Amgen oder Pfizer mitfinanziert.

Diese Sponsoren erhalten Redezeiten, Einfluss auf Themen und die exklusive Vermarktung ihrer Produkte.

Ein Mediziner, der dort einen kritischen Vortrag über Statine halten möchte, muss mit organisatorischen Hürden, Zeitdruck oder gar Ausladung rechnen. So geschehen mit Prof. David Diamond, dessen Beitrag 2018 in letzter Minute gestrichen wurde. Der Grund: "zeitliche Umstrukturierung".

Der wissenschaftliche Konsens als Waffe

Ein besonders perfides Argument der Industrie ist der sogenannte "wissenschaftliche Konsens". Kritiker werden häufig mit dem Satz konfrontiert: "Die Überwältigende Mehrheit der Wissenschaftler ist sich einig."

Doch dieser Konsens ist nicht das Ergebnis offener Debatte, sondern das Produkt gezielter Unterdrückung kritischer Stimmen.

Ein Review im Journal "Accountability in Research" (2020) zeigte, dass über 70 % der Studien zu Statinen direkt oder indirekt von der Industrie finanziert waren.

Gleichzeitig hatten industriefreie Studien eine deutlich höhere Wahrscheinlichkeit, kritische oder differenzierte Ergebnisse zu liefern.

Die ethische Krise der Medizin

Wenn Wissenschaftler nicht mehr forschen, sondern verkaufen, wenn Ärzte nicht mehr heilen, sondern vermarkten, wenn Medien nicht mehr informieren, sondern manipulieren – dann ist das keine zufällige Entwicklung.

Es ist eine systematische Aushöhlung der Ethik in der Medizin.

In den Worten von Dr. Peter Gøtzsche, Mitgründer des Cochrane-Instituts: "Die Pharmaindustrie ist zur größten Bedrohung für die Gesundheitssysteme geworden – noch vor der organisierten Kriminalität." (Quelle: Gøtzsche, "Deadly Medicines and Organised Crime", 2013)

Fazit: Die Stimme der Vernunft muss zurückkehren

Die Frage ist nicht, ob Cholesterin gesenkt werden kann. Die Frage ist, warum diese Entscheidung auf der Basis einseitiger Informationen, manipulierten Daten und gekaufter Experten getroffen wird.

Wir brauchen eine neue Öffentlichkeit für kritische Stimmen. Wir brauchen Medien, die sich der Wahrheit verpflichtet fühlen. Und wir brauchen Ärzte, die nicht auf der Payroll von Konzernen stehen, sondern auf der Seite ihrer Patienten.

Denn eines ist sicher: Wenn nur noch diejenigen sprechen dürfen, die bezahlt werden, stirbt nicht nur die Wissenschaft. Dann stirbt auch die Hoffnung auf eine ehrliche Medizin.

Quellenverzeichnis (Auszug):

- ProPublica: "Dollars for Docs", 2018

- Übermedien: "Cholesterin-Berichte unter der Lupe", 2021

- Gøtzsche, P. "Deadly Medicines and Organised Crime", 2013

- Accountability in Research, 2020

- Whistleblower-Bericht, PR-Agentur (geleaktes PDF, 2020)

- ARD-Mediathek, Beitrag "Risikofaktor Cholesterin", 2013 (später gelöscht)

- European Society of Cardiology, Kongressmaterialien 2018

- Apotheken Umschau, diverse Ausgaben

Kapitel 5:

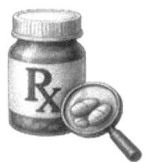

Der große Bluff – Cholesterin und Arteriosklerose: eine erfundene Verbindung?

Seit Jahrzehnten wird uns eingebläut: Hohe Cholesterinwerte führen unweigerlich zu verstopften Arterien und damit zu Herzinfarkt oder Schlaganfall. Arteriosklerose sei die Folge von zu viel Cholesterin im Blut, das sich an den Arterienwänden ablagere wie Fett in der Pfanne. Doch stimmt das überhaupt? Was, wenn diese scheinbar gesicherte Erkenntnis gar nicht auf objektiver Wissenschaft basiert, sondern auf Manipulation, Missinterpretation und wirtschaftlichen Interessen?

Dieses Kapitel räumt auf mit einem der größten medizinischen Irrtümer des 20. und 21. Jahrhunderts.

Der Ursprung der Theorie: Ancel Keys und die selektive Wissenschaft

Die Theorie vom Cholesterin als Ursache für Arterienverkalkung geht vor allem auf den Ernährungsforscher Ancel Keys zurück. In den 1950er

Jahren veröffentlichte er die berühmte "Seven Countries Study".

Keys behauptete, es bestehe ein direkter Zusammenhang zwischen der Aufnahme von gesättigten Fettsäuren, Cholesterin und Herz-Kreislauf-Erkrankungen.

Was kaum jemand weiß: Die Studie war manipuliert. Keys wählte gezielt nur die Länder aus, die seine These unterstützten. Länder wie Frankreich oder Deutschland, in denen trotz hoher Fettaufnahme niedrige Herzinfarktraten herrschten, ließ er aus. (Quelle: Teicholz, Nina. "The Big Fat Surprise", 2014)

Arteriosklerose im Detail: Was sagen die Fakten?

Arteriosklerose ist ein komplexer Prozess. Er beginnt mit kleinen Entzündungen in der Gefäßwand. Durch Mikroverletzungen können bestimmte Substanzen eindringen – darunter auch Lipoproteine. Doch was sich dort ansammelt, ist keineswegs nur Cholesterin.

Laut einer Analyse der Pathologin Dr. Mary Enig besteht arteriosklerotisches Plaquematerial zu über 90 % aus Kalzium, Eiweißverbindungen, Schwermetallen und Abbauprodukten von Zellen. Der Cholesterinanteil ist meist unter 1 %. (Quelle: Enig, M. "Know Your Fats", 2000)

Auch die renommierten "Framingham Heart Study"-Daten zeigen: Es gibt keinen linearen Zusammenhang zwischen erhöhtem Gesamtcholesterin und Herzinfarktrisiko, insbesondere bei älteren Menschen. (Framingham Study, 30-Year Follow-Up, 1987)

Die Anti-Cholesterin-Kampagne: Ein Milliardenspiel

Wenn also Cholesterin gar nicht die Hauptursache von Arteriosklerose ist – warum wird diese Verbindung immer wieder propagiert?

Die Antwort ist so einfach wie unbequem: Geld. Cholesterinsenker wie Statine sind ein Milliardengeschäft. Die Angst vor Cholesterin ist der Verkaufsbeschleuniger.

Die American Heart Association (AHA), die seit Jahrzehnten die Warnung vor Cholesterin predigt, erhielt allein im Jahr 2016 über 31 Millionen US-Dollar von Pharma- und Lebensmittelkonzernen. (Quelle: AHA Annual Report)

Die Rolle der Entzündung: Der eigentliche Schuldige

Inzwischen zeigen viele Studien: Entzündungen sind der eigentliche Auslöser für arteriosklerotische Prozesse. Faktoren wie chronischer Stress, Rauchen, Blutzuckerentgleisung, Umweltgifte oder Bewegungsmangel führen zu immunologischen Reaktionen in den Gefäßwänden.

Dr. Dwight Lundell, ein ehemaliger Herzchirurg, erklärte in einem viel beachteten Essay: "Als Herzchirurg mit über 5.000 Operationen kann ich sagen: Cholesterin verstopft keine Arterien.

Es ist die chronische Entzündung, die wir über unsere Ernährung, unseren Lebensstil und Medikamente selbst erzeugen." (Quelle: Lundell, D. "Heart Surgeon Speaks Out", 2012)

Die Statin-Paradoxien: Mehr Schaden als Nutzen?

Statine senken Cholesterinwerte – das steht außer Frage. Doch was bringt das, wenn Cholesterin gar nicht die Ursache ist? Studien wie die "JUPITER-Trial" (2008) zeigten, dass bei Menschen mit niedrigen LDL-Werten, aber erhöhten Entzündungsmarkern, Statine wirksam waren.

Doch dieser Effekt beruhte nicht auf der Cholesterinsenkung, sondern auf der entzündungshemmenden Wirkung des Medikaments.

Zugleich berichten immer mehr Patienten von Nebenwirkungen: Muskelschmerzen, Gedächtnisprobleme, Diabetes. Eine Meta-Analyse im "Cochrane Review" (2013) kam zu dem Schluss: Der Nutzen bei primär gesunden Menschen ist minimal, die Risiken jedoch real. (Quelle: Cochrane Database of Systematic Reviews, 2013)

Der HDL-Mythos und andere Irrtümer

Lange galt HDL als das "gute" Cholesterin. Doch eine Studie aus dem "Lancet" (2016) kam zu dem Ergebnis, dass extrem hohe HDL-Werte sogar mit einer erhöhten Sterblichkeit korrelieren. (Quelle: Madsen, C. et al. "Extreme high HDL cholesterol is paradoxically associated with high mortality", Lancet 2016)

Was folgt daraus? Die gesamte Theorie vom guten und bösen Cholesterin ist wissenschaftlich nicht tragfähig.

Lipoproteine haben viele Funktionen im Körper, darunter Reparatur, Immunabwehr und Zellaufbau. Sie zu pathologisieren, ist ein medizinisches Missverständnis mit fatalen Folgen.

Warum schweigt die Fachwelt?

Viele Mediziner wissen es besser, doch sie schweigen. Der Druck von Fachgesellschaften, die Abhängigkeit von Drittmitteln und die Angst vor Karriereeinbrüchen führen dazu, dass die überholten Theorien weitergegeben werden wie ein Dogma.

Dr. John Abramson von der Harvard Medical School schrieb in einem Kommentar im "BMJ": "Wir haben ein medizinisches System geschaffen, in dem Wahrheit eine untergeordnete Rolle spielt. Entscheidend ist, was verkaufbar ist." (Quelle: BMJ, 2013)

Fazit: Eine erfundene Verbindung

Die Behauptung, Cholesterin verursache Arteriosklerose, ist wissenschaftlich nicht haltbar. Sie wurde auf lückenhafter Forschung, interessengesteuerten Studien und politischer Einflussnahme aufgebaut. Das wahre Problem sind Entzündungen, oxidativer Stress und ein Lebensstil, der unseren Organismus überfordert.

Es wird Zeit, die Dinge beim Namen zu nennen: Der Zusammenhang zwischen Cholesterin und Arteriosklerose war nie bewiesen. Er wurde konstruiert. Und zwar nicht zum Wohl der Patienten, sondern zum Nutzen einer Industrie, die mit Angst Milliarden verdient.

Quellenverzeichnis (Auszug):

- Teicholz, Nina. "The Big Fat Surprise", 2014

- Enig, Mary. "Know Your Fats", 2000

- Framingham Heart Study, 1987

- AHA Annual Report 2016

- Lundell, Dwight. "Heart Surgeon Speaks Out", 2012

- Cochrane Database of Systematic Reviews, 2013

- Madsen, C. et al. Lancet, 2016

- BMJ, John Abramson, 2013

Kapitel 6

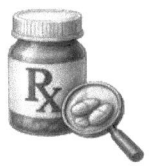

Statine unter Verdacht – Die verdrängten Nebenwirkungen

Seit den 1980er Jahren gelten Statine als Meilenstein in der kardiovaskulären Medizin. Sie sollen Cholesterin senken und damit Herzinfarkte verhindern.

Millionen Menschen weltweit erhalten sie täglich verschrieben. Eine geradezu verheerende Tatsache, denn dadurch werden viele Menschenleben massiv geschädigt. In den offiziellen Leitlinien nehmen Statine eine zentrale Rolle ein, sie gelten als unerlässlich für Patienten mit erhöhtem LDL-Cholesterinwert.

Doch was auf den ersten Blick wie ein medizinisches Wunder wirkt, hat eine dunkle Schattenseite. Nebenwirkungen, die in Studien kleingeredet oder gar verschwiegen werden.

Kritische Stimmen, die ignoriert oder diskreditiert werden. Dieses Kapitel beleuchtet die oft ganz bewusst verdrängten und oft bagatellisierten Risiken von Statinen.

Muskelbeschwerden: Das meistverharmloste Symptom

Myopathie, Muskelschmerzen, Krämpfe, Schwächegefühle – die Liste der muskulären Beschwerden unter Statintherapie ist lang. In den offiziellen Studienberichten wird der Anteil betroffener Patienten häufig mit unter 5 % angegeben. Doch Beobachtungsstudien und unabhängige Reanalysen zeichnen ein ganz anderes Bild.

Eine systematische Übersicht aus dem "British Journal of Clinical Pharmacology" (2014) schätzt, dass bis zu 20 % aller Statin-Anwender an muskuloskelettalen Symptomen leiden. Besonders betroffen sind ältere Menschen, Frauen und sportlich Aktive.

Der US-amerikanische Arzt Dr. Beatrice Golomb, Professorin an der University of California, wies in mehreren Arbeiten darauf hin, dass muskuläre Nebenwirkungen in klinischen Studien durch das sogenannte "Healthy-User-Bias" unterrepräsentiert sind – Menschen mit Nebenwirkungen steigen frühzeitig aus, ohne dass dies ausreichend dokumentiert wird (Golomb et al., 2008, "Annals of Internal Medicine").

Zudem zeigen sich bei vielen Patienten bleibende Schäden. Die sogenannte Statin-assoziierte Autoimmunmyopathie, eine seltene, aber schwerwiegende Erkrankung, kann zu dauerhafter Muskelschwäche führen – selbst nach Absetzen der Medikation.

Kognitive Einschränkungen: Vergesslichkeit als "Zufall"?

"Ich vergesse Namen. Ich kann mich nicht konzentrieren. Ich erkenne mich selbst nicht wieder." Solche Berichte mehren sich seit Jahren in Patientenforen und Studien.

Die FDA (U.S. Food and Drug Administration) hat bereits 2012 kognitive Störungen wie Gedächtnisverlust und Verwirrtheit als mögliche Nebenwirkung von Statinen anerkannt. Dennoch wird dieses Thema in deutschsprachigen Leitlinien kaum thematisiert.

Eine Meta-Analyse im "Journal of Clinical Lipidology" (2015) zeigte signifikante Hinweise auf kognitive Beeinträchtigungen unter Statintherapie, vor allem bei hochdosierten Präparaten.

Auch hier gilt: Die Dunkelziffer ist hoch. Denn viele Patienten führen ihre geistige Verschlechterung nicht auf das Medikament zurück, insbesondere, wenn sie älter sind.

Diabetes: Ein paradoxer Effekt

Statine senken Herz-Kreislauf-Risiken, heißt es. Doch gleichzeitig erhöhen sie das Risiko, einen Typ-2-Diabetes zu entwickeln. Dieser Widerspruch wird in der öffentlichen Diskussion auffallend selten thematisiert.

Die JUPITER-Studie (Ridker et al., 2008, "New England Journal of Medicine") zeigte zwar eine Risikoreduktion für kardiovaskuläre Ereignisse, offenbarte jedoch auch einen deutlichen Anstieg von Diabetes-Neuerkrankungen unter Rosuvastatin.

Eine große Meta-Analyse im "Lancet" (2010) bezifferte das relative Diabetes-Risiko unter Statinen mit etwa 9 %. Besonders betroffen sind ältere Frauen, Menschen mit metabolischem Syndrom oder prädiabetischer Stoffwechsellage.

Leber- und Nierenschäden: Unterschätzte Organrisiken

Statine können Leberenzyme erhöhen und in seltenen Fällen zu schwerwiegenden Leberschädigungen führen. Auch hier ist das Hauptproblem die Verharmlosung.

Laut einer Untersuchung der "Cochrane Collaboration" (2013) sind signifikante Erhöhungen der Transaminasen unter Statintherapie nicht selten, auch wenn sie oft als "asymptomatisch" eingestuft werden. In Kombination mit anderen Medikamenten steigt die Gefahr erheblich.

Hinzu kommt das Risiko für akute Nierenschäden. Eine im "BMJ" (2013) publizierte Studie zeigte, dass hochdosierte Statintherapie mit einem erhöhten Risiko für akutes Nierenversagen einhergeht, insbesondere innerhalb der ersten 120 Tage der Einnahme.

Krebs? Ein umstrittenes Thema

Die Diskussion über Statine und Krebs ist hochumstritten. Während einige Studien Schutzwirkungen vermuten lassen, deuten andere auf eine Erhöhung bestimmter Krebsrisiken hin.

In der CARE-Studie (1996) zeigten sich unter Pravastatin signifikant mehr Brustkrebsfälle. Die PROSPER-Studie (Shepherd et al., 2002) fand unter Pravastatin mehr Krebserkrankungen bei älteren Patienten.

Solche Hinweise werden oft mit der Begründung entkräftet, dass es sich um "Zufallsbefunde" handle. Doch wenn sich solche "Zufälle" häufen, lohnt sich ein zweiter Blick. Kritiker wie der Mediziner Dr. Uffe Ravnskov, Mitglied des "International Network of Cholesterol Skeptics" (THINCS), sprechen von systematischer Verharmlosung zugunsten der Industrie.

Psychische Nebenwirkungen: Depression und Aggression

Weniger bekannt, aber nicht weniger relevant, sind die psychischen Auswirkungen von Statinen. Studien aus den USA und Skandinavien legen nahe, dass Statine depressive Verstimmungen, Schlafstörungen und sogar aggressive Impulse auslösen können.

Eine Studie aus dem "PLOS One" (2015) zeigte einen Zusammenhang zwischen Statin-Einnahme und erhöhter Reizbarkeit bei älteren Patienten. Die Hypothese: Statine könnten durch die Senkung des Cholesterinspiegels im Gehirn den Neurotransmitter-Stoffwechsel stören.

Cholesterin ist ein essenzieller Bestandteil der Zellmembran und spielt eine zentrale Rolle in der Signalübertragung des

Gehirns. Ein Mangel kann sich auf Stimmung und Denkvermögen auswirken – ein Umstand, der in der Mainstream-Medizin zu selten bedacht wird.

Kinder und Jugendliche: Die neue Zielgruppe

Besonders besorgniserregend ist die zunehmende Verschreibung von Statinen an Kinder mit familiärer Hypercholesterinämie. In den USA empfiehlt die American Academy of Pediatrics bereits ab dem achten Lebensjahr die Gabe von Statinen bei bestimmten Risikogruppen.

Kritiker wie Dr. Maryanne Demasi sehen darin einen massiven ethischen Konflikt: "Wir wissen nicht, welche Langzeitfolgen eine lebenslange Statintherapie bei Kindern hat. Doch die Industrie setzt alles daran, diesen Markt zu erschließen."

Vertuschung durch Studiendesign und Publikationsbias

Wie ist es möglich, dass so viele Nebenwirkungen in offiziellen Studien kaum eine Rolle spielen? Die Antwort liegt im Studiendesign und der engen Verflechtung von Industrie und Wissenschaft.

Ein großer Teil der Statinstudien wird von den Herstellern selbst finanziert. Dies führt zu Interessenkonflikten und selektiver Publikation. Negative Ergebnisse verschwinden oft in der Schublade. Der "Publication Bias" ist gut dokumentiert (Turner et al., 2008, "New England Journal of Medicine").

Zudem werden Nebenwirkungen systematisch kleingeredet. Patienten mit frühen Symptomen werden oft aus den Studien ausgeschlossen. So entsteht eine schöngerechnete Realität, die wenig mit der Erfahrung vieler Patienten zu tun hat.

Fazit: Das Schweigen brechen

Statine können hin und wieder auch Leben retten – bei ausgewählten Risikogruppen. Doch die Verabsolutierung ihres Nutzens, die bewusste Negierung und Bagatellisierung ihrer Risiken und das systematische Verschweigen von Nebenwirkungen sind Ausdruck einer Medizin, die sich zu oft an wirtschaftlichen Interessen orientiert.

Es ist Zeit, das Schweigen zu brechen. Patienten haben ein Recht auf umfassende Aufklärung. Sie müssen wissen, was sie ihrem Körper zumuten. Eine Therapieentscheidung sollte nicht auf Basis geschönter Studien und manipulierten Statistiken getroffen werden, sondern auf ehrlicher Information.

Nur wenn Risiken offen benannt werden, können Nutzen und Schaden verantwortungsvoll gegeneinander abgewogen werden. Dieses Kapitel ist ein Plädoyer für mehr Transparenz, mehr Mut zur Kritik – und für eine Medizin, die den Menschen wieder in den Mittelpunkt stellt, nicht den Profit.

Literatur & Quellen (Auswahl):

- Golomb, B. A., et al. (2008). Statin adverse effects: a review of the literature and evidence for a mitochondrial mechanism. *Annals of Internal Medicine.*
- Ridker, P. M., et al. (2008). Rosuvastatin to prevent vascular events in men and women with elevated C-reactive protein. *NEJM.*
- Shepherd, J., et al. (2002). Pravastatin in elderly individuals at risk of vascular disease (PROSPER): a randomised controlled trial. *Lancet.*
- Turner, E. H., et al. (2008). Selective publication of antidepressant trials and its influence on apparent efficacy. *NEJM.*
- FDA Safety Labeling Changes (2012). www.fda.gov
- "Statin-related adverse events". Cochrane Review, 2013.
- PLOS One, 2015: "Statins and aggression: randomized controlled trial."
- British Journal of Clinical Pharmacology (2014): "Prevalence of muscle symptoms in statin users."
- BMJ, 2013: "Acute kidney injury associated with statin use."
- Demasi, M. (2017). The cholesterol myth: A critical review. *Australian Broadcasting Corporation.*

Kapitel 7

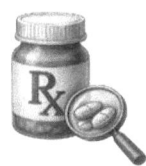

Wenn Cholesterinsenker krank machen – Herzinfarkt und Krebs als Folge

Medikamente sollen heilen, lindern, Leben verlängern. Doch was, wenn sie das Gegenteil bewirken? Was, wenn eine Therapie, die Millionen Menschen als präventive Maßnahme verordnet wird, genau das auslöst, was sie verhindern soll – nämlich Herzinfarkte und Krebs?

Dieses Kapitel widmet sich den alarmierenden Erkenntnissen über Cholesterinsenker, insbesondere Statine, deren angeblich schützende Wirkung in der medizinischen Öffentlichkeit kaum hinterfragt wird.

Es geht um medizinische Dogmen, um wissenschaftliche Manipulation und um ein System, das Krankheit nicht bekämpft, sondern sie systematisch produziert und vermarktet.

1. Die paradoxe Wirkung: Herzinfarktrisiko durch Statine?

Der Grundgedanke hinter der Cholesterinsenkung lautet: Weniger LDL-Cholesterin bedeutet weniger Plaques in den

Arterien, weniger Herzinfarkte. Doch Studien zeigen: Ganz so einfach ist die Rechnung nicht. In einer umfangreichen Analyse alternativer Studienergebnisse durch das unabhängige Netzwerk THINCS (The International Network of Cholesterol Skeptics) wird dargelegt, dass das Herzinfarktrisiko bei manchen Menschen unter Statintherapie sogar steigen kann – insbesondere bei älteren Menschen ohne vorherige Herzerkrankung.

Ein Bericht auf "The People's Pharmacy" (2020) zitiert mehrere Patientenberichte, in denen nach Beginn der Statintherapie über plötzliche Brustschmerzen und kardiovaskuläre Ereignisse berichtet wurde.

Eine japanische Studie (Matsuzaki et al., 2002, *Circulation Journal*) zeigte, dass sehr niedrige Cholesterinwerte mit einer höheren Sterblichkeit durch Herzversagen und Krebs einhergehen.

Die Framingham-Studie, einst das Aushängeschild der Cholesterinhypothese, wurde später von Kritikern wie Dr. Malcolm Kendrick neu analysiert.

Ergebnis: Der Zusammenhang zwischen Cholesterinwerten und Herzkrankheiten sei weit weniger kausal, als uns die Leitlinien glauben machen wollen.

2. Cholesterinsenkung und Krebs: Ein gefährlicher Zusammenhang

Statine greifen tief in den Stoffwechsel ein. Besonders alarmierend sind Hinweise, dass sie nicht nur die Cholesterinsynthese hemmen, sondern auch andere essentielle Stoffwechselwege blockieren – unter anderem den sogenannten Mevalonatweg, der für Zellwachstum und Reparaturprozesse wichtig ist.

Genau dieser Mechanismus wird mit der Krebsentstehung in Verbindung gebracht.

In einer im Fachmagazin *BMC Cancer* (2013) veröffentlichten Studie wurde bei Mäusen eine erhöhte Tumorinzidenz unter Langzeit-Statintherapie festgestellt. Auch die bereits erwähnte PROSPER-Studie zeigte bei älteren Patienten unter Statintherapie eine erhöhte Krebsrate.

Ein brisanter Bericht des Online-Magazins "Rubikon" (2021) betonte, dass zahlreiche Statinstudien auffällig oft Krebserkrankungen in der Verumgruppe zeigten – jedoch mit der Bemerkung "nicht signifikant" abgetan wurden.

Kritiker wie Dr. Peter C. Gøtzsche, Mitgründer des Nordic Cochrane Centre, sprechen von bewusster Verzerrung und Intransparenz in der Studienlage.

3. Der Lipidmythos: Warum Cholesterin nicht der Feind ist

Cholesterin ist lebenswichtig. Es ist Ausgangsstoff für Hormone, Zellmembranen, Vitamin D und Gallensäuren. Der Versuch, den Cholesterinspiegel massiv zu senken, kommt einem Eingriff in die biologische Grundstruktur des Menschen gleich.

Einige Studien, darunter eine vielzitierte Untersuchung aus dem *American Journal of Clinical Nutrition* (2016), fanden bei älteren Menschen einen Zusammenhang zwischen niedrigem Cholesterin und höherer Sterblichkeit.

Auch in der WHO-Datenbank zeigt sich: In Ländern mit niedrigerem Durchschnitts-Cholesterin ist die Krebssterblichkeit tendenziell höher.

Alternative Plattformen wie "Swiss Policy Research" und "Impfschaden.info" (trotz teils umstrittener Inhalte) veröffentlichen regelmäßig Analysen, die auf eine Umkehr des medizinischen Narrativs drängen: Nicht Cholesterin, sondern die chronische Entzündung und Insulinresistenz stehen im Zentrum der Atherosklerose.

4. Die Rolle von Coenzym Q10: Herz ohne Energie

Ein oft verschwiegenes Detail: Statine hemmen auch die körpereigene Produktion von Coenzym Q10, einem für die Energiegewinnung essenziellen Stoff. Ein Mangel an Q10 kann insbesondere das Herzmuskelgewebe schwächen.

Die Zeitschrift *Orthomolekulare Medizin* (2014) beschreibt zahlreiche Fälle, in denen Patienten unter Statintherapie Zeichen einer Herzinsuffizienz entwickelten – die sich nach Gabe von Q10 besserten.

Dennoch wird dieser Zusammenhang in der schulmedizinischen Praxis selten berücksichtigt.

5. Die Dunkelziffer der durch Medikamente ausgelösten Todesfälle

Eine Veröffentlichung in *Drug Safety* (2017) schätzt, dass jährlich weltweit hunderttausende Todesfälle auf unerwünschte Arzneimittelwirkungen zurückzuführen sind – viele davon durch vermeintlich harmlose Dauermedikamente wie Statine.

Dr. John Abramson, Harvard-Mediziner und Autor von "Overdosed America", kritisiert offen: „Wir behandeln Millionen Menschen mit Statinen, obwohl die Evidenz zeigt, dass sie für die meisten kaum Nutzen bringen, aber das Risiko für andere Erkrankungen erhöhen."

6. Der Fall Lipobay®: Die ignorierte Warnung

Im Jahr 2001 kam es zum größten Arzneimittelskandal der deutschen Nachkriegsgeschichte: Bayer musste das Statin Cerivastatin (Lipobay®) vom Markt nehmen, nachdem weltweit über 50 Todesfälle mit Rhabdomyolyse (Muskelzerfall) bekannt wurden.

Es war eine Zäsur – doch die Konsequenzen blieben aus.

Bis heute wird Lipobay als Einzelfall abgetan. Dabei hätte dieser Skandal ein Weckruf sein müssen, die gesamte Risikobewertung von Statinen zu überdenken.

Stattdessen wurden Nachfolgepräparate auf den Markt gebracht – mit ähnlicher Wirkweise, aber besserem Marketing.

7. Der manipulative Einfluss der Industrie

Die Pharmalobby beeinflusst Studien, Lehrmeinungen und Praxisrichtlinien. Das ist keine Verschwörungstheorie, sondern vielfach dokumentierte Realität. Professor Peter Gøtzsche beschreibt in seinem Buch „Tödliche Medizin und organisierte Kriminalität" detailliert, wie klinische Studien zurechtgebogen, Nebenwirkungen vertuscht und kritische Forscher mundtot gemacht werden.

Auch in der Doku „Cholesterin – der große Bluff" von arte (2016) wird aufgezeigt, wie eng Medizin und Wirtschaft verflochten sind.

Die dort befragten Experten stellen die gängige Cholesterintheorie entschieden infrage – und werfen der Industrie vor, mit Angst ein Milliardengeschäft zu betreiben.

Fazit: Eine Krankheit namens Prävention

Statt auf echte Gesundheitsförderung zu setzen –
Bewegung, Ernährung, psychosoziale Stabilität – wird mit
biochemischen Eingriffen am Symptom herumgedoktert.
Statine sind zum Symbol eines Systems geworden, das nicht
heilt, sondern verwaltet.

Ein System, das seine eigenen Nebenwirkungen als neue
Märkte begreift.

Es ist Zeit, die Therapie neu zu denken. Weg von
medikamentösem Dauerbeschuss. Hin zu echter
Prävention und mündiger Entscheidung. Die Fakten liegen
auf dem Tisch – wir müssen nur den Mut haben, sie
anzuschauen.

Literatur & Quellen (Auswahl):

- Matsuzaki M. et al. (2002). Low cholesterol is
  associated with mortality from heart failure.
  Circulation Journal.

- Ravnskov U. (2015). The cholesterol myths. New
  Health Press.

- BMC Cancer, 2013: "Statins and cancer in mice."

- Gøtzsche, P. (2013). Tödliche Medizin und organisierte Kriminalität. Riva Verlag.

- The People's Pharmacy (2020): Erfahrungsberichte zu Statinen.

- arte-Dokumentation: "Cholesterin – der große Bluff" (2016).

- American Journal of Clinical Nutrition (2016): Cholesterol and mortality in elderly.

- Drug Safety (2017): Deaths caused by pharmaccuticals.

- Swiss Policy Research: "Cholesterin – ein missverstandener Wert".

- Rubikon (2021): "Statine und Krebs: Die unterschlagenen Daten."

- Orthomolekulare Medizin (2014): Coenzym Q10 und Statine.

Kapitel 8

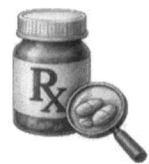

Manipulierte Wahrheiten – So werden Studien im Sinne der Industrie geschrieben

Es klingt fast zu unglaublich, um wahr zu sein – doch ein genauer Blick in die medizinische Studienlandschaft offenbart ein System, das zunehmend weniger mit neutraler Wissenschaft zu tun hat.

Studien, die eigentlich objektiv und unabhängig sein sollten, dienen in der Praxis oft als Marketinginstrumente für Pharmakonzerne.

Was zählt, ist nicht die Wahrheit, sondern die Wirkung: auf Ärzte, auf Patienten, auf Absatzmärkte. Dieses Kapitel wirft einen Blick hinter die Kulissen der medizinischen Forschung und zeigt, wie die Wahrheit zurechtgebogen wird, bis sie ins Geschäftsmodell passt.

Beginnen wir mit der Grundstruktur vieler klinischer Studien. In der Theorie werden Medikamente unter kontrollierten Bedingungen geprüft.

In der Praxis jedoch wird bereits die Studienfrage so formuliert, dass das Ergebnis wahrscheinlich im Sinne des Sponsors ausfällt. Studien werden durch sogenannte "Investigator-Initiated Trials" deklariert, in Wirklichkeit jedoch maßgeblich vom Hersteller beeinflusst. Unternehmen finanzieren, überwachen, analysieren und publizieren – und behalten die vollständige Kontrolle über die Daten.

Für Außenstehende bleibt der Zugang zu den Rohdaten meist versperrt.

Erschwerend kommt hinzu, dass negative Studienergebnisse oft gar nicht veröffentlicht werden. Dieser sogenannte „Publication Bias" ist eines der größten Probleme moderner Medizin. Eine Metastudie von Turner et al. (2008) im *New England Journal of Medicine* zeigte, dass von 74 Antidepressiva-Studien mit gemischten Ergebnissen nur 38 mit positiven Resultaten veröffentlicht wurden.

Die restlichen verschwanden in der Schublade oder wurden umgedeutet. Bei Cholesterinsenkern wie Statinen sieht es ganz ähnlich aus.

Der dänische Arzt und Gesundheitsforscher Peter C. Gøtzsche beschreibt in seinem Werk „Tödliche Medizin und organisierte Kriminalität" eindrucksvoll, wie Studien im Sinne der Industrie "frisiert" werden: durch das gezielte Auslassen von Nebenwirkungen, durch statistische Tricks wie den relativen Risikoanstieg statt absoluter Zahlen und durch die Auswahl günstiger Vergleichsgruppen.

Wer eine günstige Vergleichsgruppe wählt – etwa Placebo statt eines anderen etablierten Medikaments – kann einen marginalen Vorteil als bahnbrechenden Fortschritt verkaufen.

Eine weit verbreitete Methode ist das sogenannte „Ghostwriting". Dabei werden wissenschaftliche Studien von PR-Agenturen im Auftrag der Industrie verfasst, während renommierte Wissenschaftler lediglich als Namensgeber auftreten. Eine Analyse der University of Toronto ergab, dass rund 40 % aller Artikel in führenden medizinischen Journals durch Ghostwriting beeinflusst sind – ein Skandal, der kaum öffentliche Beachtung findet.

Die Plattform *Science Integrity Digest* dokumentierte mehrfach Fälle von gekaufter Wissenschaft in Fachzeitschriften wie *The Lancet* oder dem *New England Journal of Medicine*.

Selbst bei den einflussreichsten klinischen Studien zu Statinen – wie der JUPITER-, PROSPER- oder HOPE-3-Studie – finden sich methodische Schwächen, die in der Öffentlichkeit kaum diskutiert werden. Die Kontrollgruppen sind teils klein, die Follow-up-Zeiten zu kurz, und die Definition von Endpunkten so gewählt, dass geringe Effekte signifikant erscheinen. Kritiker wie der britische Kardiologe Dr. Aseem Malhotra betonen, dass die meisten dieser Studien nicht zeigen, dass Statine Leben verlängern – sondern lediglich, dass sie gewisse Laborwerte verbessern.

Ein besonders aufschlussreicher Fall war die Enthüllung rund um die Cholesterinsenker-Skala des NNT (Number Needed to Treat). Diese Zahl gibt an, wie viele Menschen behandelt werden müssen, um einen einzigen Krankheitsfall zu verhindern.

Für viele Statine liegt diese Zahl bei 60 bis 200 – das heißt, 60 bis 200 Patienten müssen jahrelang ein Medikament einnehmen, damit einer von ihnen eventuell einen Herzinfarkt weniger erleidet. Eine gigantische medizinische

Investition für einen minimalen Effekt – mit hohem Risiko für Nebenwirkungen.

Noch perfider ist die bewusste Verharmlosung von Nebenwirkungen. Eine Untersuchung der Zeitschrift *Prescrire International* (2011) listete zahlreiche Fälle, in denen gravierende Nebenwirkungen von Medikamenten nicht oder nur zögerlich in den Fachinformationen ergänzt wurden.

Bei Statinen dauerten manche Korrekturen der Beipackzettel bis zu zehn Jahre – obwohl interne Firmenstudien bereits früher Hinweise auf Myopathien, Leberwerte oder kognitive Probleme gaben.

Die Macht der Industrie reicht über Studien hinaus. Sie beeinflusst Weiterbildungen, Lehrbücher, Universitäten. In Deutschland wird ein Großteil medizinischer Fortbildungen von Pharmaunternehmen gesponsert.

Ein Mediziner, der sich kritisch äußert, riskiert Karriere, Ruf und Fördermittel. Das System ist nicht auf Wahrheit ausgerichtet – es ist auf Konformität trainiert.

Auch medizinische Fachgesellschaften sind betroffen. Die Autoren vieler Leitlinien haben enge finanzielle Verbindungen zur Industrie.

Die „Leitlinie zur Cholesterinsenkung" etwa wurde in Teilen von Experten verfasst, die Honorare von Herstellern wie Pfizer, Merck oder Sanofi erhalten. Diese Interessenkonflikte sind zwar formal deklariert – doch sie führen selten zu Ausschlüssen oder strukturellen Konsequenzen.

In der Summe ergibt sich ein düsteres Bild: Medizinische Wahrheit ist nicht unabhängig. Sie ist ein Produkt, das gestaltet, optimiert und verkauft wird. Das Vertrauen in medizinische Studien ist durch diese Mechanismen massiv beschädigt – und dennoch wird der Anschein von Objektivität weiter aufrechterhalten.

Was bleibt, ist die Forderung nach radikaler Transparenz. Studien müssen öffentlich finanziert und unabhängig kontrolliert werden.

Alle Rohdaten sollten zugänglich sein. Ghostwriting, verdeckte Interessenkonflikte und industriefinanzierte Fortbildungen müssen unterbunden werden.

Nur so kann eine Medizin entstehen, die dem Patienten dient – nicht dem Aktienkurs.

Literatur & Quellen (Auswahl):

- Gøtzsche, P. (2013). Tödliche Medizin und organisierte Kriminalität. Riva Verlag.

- Turner, E. H., et al. (2008). Selective publication of antidepressant trials and its influence on apparent efficacy. *New England Journal of Medicine*.

- Malhotra, A. (2016). *Too much medicine, not enough care.* BMJ Blogs.

- Prescrire International (2011). Drug-related deaths and delays in reporting adverse effects.

- Science Integrity Digest (2020). Ghostwriting in clinical trials.

- University of Toronto (2009). Ghostwriting prevalence in scientific literature.

- arte-Doku: „Cholesterin – der große Bluff" (2016).

- Swiss Policy Research: *Wie medizinische Studien manipuliert werden.*

Kapitel 9

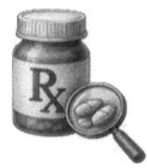

Die Statistik wird passend gemacht – Täuschung mit Zahlen und Grafiken

Zahlen lügen nicht – heißt es. Doch das ist eine gefährliche Illusion. In der Medizin wird kaum etwas so geschickt manipuliert wie die Statistik. Besonders im Bereich der Cholesterinsenkung durch Statine ist der kreative Umgang mit Zahlen zur subtilen Kunstform geworden. Die Öffentlichkeit, Ärztinnen und Ärzte, ja selbst medizinische Fachgesellschaften, stützen ihre Entscheidungen auf Zahlenwerke, die bei genauem Hinsehen oft mehr verschleiern als offenlegen.

In diesem Kapitel möchte ich klarmachen, wie aus gefährlichen Nebenwirkungen harmlose Fußnoten werden, wie minimale Effekte als Durchbruch verkauft werden und warum statistische Täuschung kein Zufall, sondern Methode ist.

Ein zentrales Instrument zur Irreführung ist die Darstellung relativer statt absoluter Risikoreduktion. Wenn eine Studie berichtet, dass ein Medikament das Herzinfarktrisiko um 30 Prozent senkt, klingt das eindrucksvoll.

Doch was bedeutet das konkret? Wenn von 100 Menschen ohne Behandlung drei einen Herzinfarkt erleiden und mit Behandlung nur zwei, dann ist das Risiko absolut gesehen lediglich um ein Prozent gesunken.

Die relative Risikoreduktion von 33 Prozent suggeriert jedoch einen dramatischen Effekt, der so gar nicht existiert. Diese Art der Darstellung ist Standard – auch bei den größten Statinstudien wie JUPITER, 4S oder HPS.

Der Journalist Ray Moynihan beschreibt in seinem Buch „Selling Sickness", wie durch geschickte Statistik eine Krankheit erschaffen wird: durch die Senkung von Grenzwerten, durch Neubewertungen von Risiken, durch das Verschieben von Normen. Cholesterin ist ein Paradebeispiel. Noch in den 1980er-Jahren galten LDL-Werte bis 190 mg/dl als normal. Heute liegt der Zielwert für Hochrisikopatienten bei unter 55 mg/dl.

Die Konsequenz: Millionen Menschen gelten plötzlich als krank und behandlungsbedürftig.

Ein weiteres Beispiel für statistische Tricks ist das sogenannte „Komposit-Endpunkt-Verfahren". Dabei werden in Studien mehrere Ereignisse – etwa Herzinfarkt, Schlaganfall, Krankenhauseinweisung – zu einem einzigen Endpunkt zusammengefasst.

Das Problem: Oft treiben weniger schwerwiegende Ereignisse den statistischen Effekt an, während die wirklich relevanten Ereignisse wie Todesfälle kaum beeinflusst werden. So entsteht der Eindruck eines wirksameren Medikaments, als es tatsächlich ist.

Auch die Wahl der Studienpopulation beeinflusst die Statistik erheblich. In vielen Statinstudien werden besonders gesunde Probanden ausgewählt – die „Healthy User"-Problematik. Ältere, multimorbide oder anderweitig belastete Personen werden ausgeklammert, obwohl gerade sie in der Praxis behandelt werden.

So entstehen Ergebnisse, die sich in der Realität kaum reproduzieren lassen. Besonders deutlich wurde dies in der HOPE-3-Studie, die eine geringfügige Risikoreduktion bei einem sehr selektiven Patientenkollektiv nachwies – eine Reduktion, die sich in der breiten Bevölkerung nicht widerspiegelte.

Ein kaum bekannter Aspekt ist die Rolle von „Run-in-Phasen". Dabei werden zu Beginn einer Studie Teilnehmer, die schlecht auf das Medikament reagieren oder Nebenwirkungen zeigen, aussortiert.

Erst danach beginnt die eigentliche Auswertung. So wird die Studie von vornherein auf positive Ergebnisse ausgerichtet – Nebenwirkungen werden systematisch eliminiert, bevor sie statistisch erfasst werden können.

Besonders perfide sind Visualisierungen in medizinischen Fachartikeln. Diagramme mit manipulierten Y-Achsen, stark verkürzte Skalen oder selektive Darstellung bestimmter Ergebnisse sind keine Seltenheit.

Ein Balkendiagramm, das einen Rückgang von 3 auf 2 Ereignisse pro 100 Personen darstellt, kann durch geschickte Achsenwahl wie ein dramatischer Durchbruch erscheinen. In medizinischen Werbebroschüren sind solche Verzerrungen Standard.

Doch auch in Fachjournalen werden sie kaum hinterfragt.

Der Einfluss der Industrie auf statistische Auswertungen ist dabei nicht zu unterschätzen. Eine Analyse im *Journal of the American Medical Association* (JAMA, 2010) zeigte, dass industriefinanzierte Studien signifikant häufiger positive Ergebnisse berichten – unabhängig vom untersuchten Medikament.

Die Gründe sind klar: Wer bezahlt, erwartet Ergebnisse. Und wer die Daten kontrolliert, kontrolliert die Aussage.

Auch bei der Interpretation von Nebenwirkungen werden statistische Kniffe genutzt. Seltene, aber schwerwiegende Nebenwirkungen wie Rhabdomyolyse oder Leberversagen werden als „nicht signifikant" abgetan, obwohl sie klinisch hochrelevant sind.

Die Standardaussage lautet dann: „Die Häufigkeit unterscheidet sich nicht signifikant von der Placebogruppe." Dass die Studie womöglich nicht ausreichend statistische Power besitzt, um seltene Ereignisse zu detektieren, wird nicht erwähnt. Die Wahrheit verschwindet im methodischen Nebel.

Alternative Medien wie „Multipolar", „Rubikon" oder das Portal „Swiss Policy Research" veröffentlichen regelmäßig Analysen zu Statistikmanipulationen im Gesundheitswesen.

Diese unabhängigen Quellen zeigen auf, wie Grenzwerte politisch definiert, Statistiken gezielt modelliert und Krankheitsrisiken aufgebläht werden, um den Absatz von Medikamenten zu fördern. Auch der Autor John Ioannidis, Professor für Medizin an der Stanford University, kritisiert in zahlreichen Publikationen den Zustand der evidenzbasierten Medizin. Sein vielbeachteter Artikel „Why Most Published Research Findings Are False" aus dem Jahr 2005 ist heute aktueller denn je.

Ein besonders aufrüttelndes Beispiel ist die sogenannte „Polypill"-Strategie. Dabei sollen Millionen Menschen ohne individuelle Risikobewertung mit einer Kombination aus Statin, Blutdrucksenker und ASS behandelt werden – prophylaktisch, also ohne konkrete Diagnose.

Die zugrundeliegenden Studien beruhen auf mathematischen Modellen und Statistiksimulationen – nicht auf realer Evidenz. Dennoch wird die Polypille von WHO-nahen Organisationen massiv beworben.

Diese Praxis widerspricht dem Prinzip der informierten Entscheidung. Wenn Patienten Zahlen präsentiert bekommen, die auf manipulierten Relativwerten oder selektiven Endpunkten beruhen, ist keine echte Aufklärung möglich.

Eine informierte Entscheidung setzt voraus, dass Zahlen im richtigen Kontext präsentiert werden – mit Klarheit über absolute Effekte, Nebenwirkungsraten und Unsicherheiten.

Was bleibt, ist ein Aufruf zur Statistikmündigkeit. Ärzte und Patienten müssen lernen, Zahlen zu hinterfragen. Die scheinbare Objektivität der Wissenschaft darf nicht blind geglaubt werden.

Statistik ist kein neutrales Werkzeug, sondern ein Instrument, das genauso gut zur Täuschung wie zur Aufklärung dienen kann.

Nur wenn wir den Mut haben, auch die Zahlen zu entzaubern, können wir die Medizin wieder auf eine ehrliche Grundlage stellen.

Es geht nicht um die Verteufelung von Medikamenten –
sondern um die Entlarvung eines Systems, das mit Zahlen
Illusionen erzeugt und Milliarden verdient.

Literatur & Quellen (Auswahl):

- Moynihan, R. (2005). Selling Sickness. Nation Books.

- Ioannidis, J.P.A. (2005). Why Most Published Research Findings Are False. *PLoS Medicine.*

- JAMA (2010): Relationship Between Funding Source and Conclusion Among Nutrition-Related Scientific Articles.

- Swiss Policy Research (2023). Wie Statistiken in der Medizin manipuliert werden.

- Rubikon (2022). „Die Macht der Zahl – wenn Statistik zur Waffe wird."

- Multipolar (2021). Grenzwerte, Modelle, Interessen: Die Vermessung der Krankheit.

- Prescrire International (2011): Manipulative Statistik in klinischen Studien.

- arte-Dokumentation (2016): „Cholesterin – Der große Bluff".

- HOPE-3 Study, NEJM 2016.
- JUPITER Trial, Ridker et al., 2008.
- HPS Study, 2002.

Kapitel 10

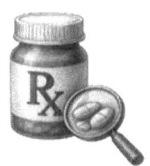

Hoher Cholesterinwert – besser als sein Ruf?

Wer die öffentliche Debatte der letzten Jahrzehnte verfolgt hat, könnte meinen, Cholesterin sei eine Art tödliches Zellgift. In nahezu jeder Gesundheitsbroschüre, in unzähligen Fernsehsendungen und im Wartezimmergespräch mit dem Hausarzt wird es als der große Schuldige für Herzinfarkte, Schlaganfälle und Arteriosklerose präsentiert.

Doch diese einseitige Darstellung beginnt zu bröckeln. In wissenschaftlichen Kreisen, unter kritischen Medizinern und in alternativen Medien mehren sich die Stimmen, die sagen: Hohe Cholesterinwerte sind nicht per se gefährlich – und sie könnten sogar ein Zeichen von Gesundheit sein.

Ich frage Dich bewusst provokant: Was, wenn die Angst vor Cholesterin ein gewaltiger Irrtum, eine böse Lüge ist?

Um das zu verstehen, müssen wir zunächst einen Blick auf die biologische Rolle von Cholesterin werfen. Cholesterin ist kein Fremdstoff, sondern ein lebenswichtiger Bestandteil unseres Körpers. Es ist essenziell für die

Bildung von Zellmembranen, Gallensäuren, Hormonen und Vitamin D. Ohne Cholesterin kann keine Zelle richtig funktionieren. Etwa 80 % des Cholesterins produziert der Körper selbst – der Rest stammt aus der Nahrung.

Warum sollte der Organismus eine Substanz in so großen Mengen produzieren, wenn sie schädlich wäre?

Eine zentrale Fehlannahme in der gängigen Cholesterintheorie ist der Glaube, dass Gesamt- oder LDL-Cholesterin isoliert betrachtet ein zuverlässiger Marker für Herz-Kreislauf-Erkrankungen sei.

Doch die Datenlage ist deutlich uneinheitlicher, als die offizielle Lehrmeinung suggeriert. Mehrere groß angelegte Studien zeigen keinen klaren Zusammenhang zwischen hohem LDL-Wert und erhöhter Mortalität – insbesondere bei älteren Menschen.

Die berühmte Framingham-Studie, oft als Beleg für die Cholesterinhypothese zitiert, zeigt bei genauerer Analyse: Ab einem Alter von 50 Jahren kehrt sich der Zusammenhang zwischen Cholesterin und Lebenserwartung um. Menschen mit höherem Cholesterin leben tendenziell länger.

Auch eine Metaanalyse im *British Medical Journal Open* (2016), die 19 Studien mit insgesamt über 68.000 Teilnehmern auswertete, kam zu dem Schluss: Es gibt keine signifikante Korrelation zwischen hohem LDL und kardiovaskulärer Mortalität bei älteren Menschen.

Warum wird diese Erkenntnis nicht breit diskutiert? Weil sie ein milliardenschweres Dogma infrage stellt.

Wer an der Cholesterintheorie rüttelt, gefährdet die Grundlagen eines der lukrativsten Pharmamärkte der Welt – jener der Cholesterinsenker, allen voran Statine. Kritiker wie Dr. Malcolm Kendrick, Kardiologe und Autor von „The Great Cholesterol Con", werfen der medizinischen Forschung vor, unbequeme Daten systematisch zu ignorieren oder umzudeuten.

Auch das HDL, das sogenannte „gute Cholesterin", steht in der Kritik. Jahrzehntelang galt: Je höher das HDL, desto besser. Doch neue Studien zeigen, dass extrem hohe HDL-Werte keinen weiteren Schutz bieten – im Gegenteil: In einigen Untersuchungen waren sehr hohe HDL-Spiegel sogar mit einem erhöhten Sterberisiko assoziiert.

Die simple Einteilung in „gutes" und „schlechtes" Cholesterin ist offensichtlich zu grob, um der biologischen Realität gerecht zu werden.

Zudem zeigt sich, dass Cholesterin in vielen Fällen lediglich ein Reaktionsmarker ist – ein Hinweis auf bestehende Entzündungen oder Stoffwechselprobleme, nicht deren Ursache. Es ist gut dokumentiert, dass chronische Entzündungsprozesse die eigentlichen Treiber der Atherosklerose sind.

Cholesterin wird dabei fälschlich als Hauptschuldiger dargestellt, weil es sich an den Wänden entzündeter Gefäße ablagert – wie Feuerwehrleute am Brandort, die fälschlich als Brandstifter gelten.

Alternative Forschungsnetzwerke wie THINCS (The International Network of Cholesterol Skeptics) oder das deutsche Netzwerk „Echte Gesundheit" argumentieren, dass die Senkung des Cholesterins keinen kausalen Effekt auf die Krankheitsentstehung hat.

Sie fordern ein Umdenken weg vom Wert an sich – hin zur Betrachtung von Gesamtzusammenhängen, Lebensstil und Entzündungsparametern wie hs-CRP oder Homocystein.

Ein besonders brisantes Detail: In Ländern mit traditionell hohen Cholesterinwerten – etwa Frankreich oder die Schweiz – ist die Herzinfarktsterblichkeit deutlich geringer als in Ländern mit niedrigen Werten wie Großbritannien oder Finnland.

Dieses sogenannte „französische Paradoxon" stellt die Cholesterintheorie seit Jahrzehnten infrage. Es zeigt, dass die Psyche, die Ernährung, der Lebensstil und diverse Stressfaktoren weitaus relevanter sind als ein isolierter Laborwert.

Und dann ist da noch die Frage nach den Grenzwerten. Wer legt eigentlich fest, wann ein Cholesterinwert „zu hoch" ist? Die Antwort ist ernüchternd: Es sind Kommissionen, in denen häufig Experten sitzen, die finanzielle Beziehungen zur Pharmaindustrie unterhalten. Da muss man doch im Grunde gar nichts mehr weiter dazu sagen.

So wurde der LDL-Grenzwert in den USA in den 2000er Jahren mehrfach gesenkt – ohne dass es neue Studien gab, die eine solche Senkung eindeutig rechtfertigten. Kritische Stimmen wie die von Dr. Uffe Ravnskov warnen seit Jahren vor diesem gefährlichen Grenzwert-Karussell.

Die Fixierung auf Cholesterin führt zu absurden Situationen: Patienten mit guten Blutdruck- und Blutzuckerwerten, aber leicht erhöhtem LDL, werden mit Statinen behandelt – obwohl ihr absolutes Risiko minimal ist.

Gleichzeitig wird übersehen, dass Bewegungsmangel, ungesunde Ernährung, chronischer Stress und Umweltbelastungen viel entscheidendere Risikofaktoren sind.

Auch hier zeigt sich wieder: Was zählt, ist nicht das einzelne Molekül, sondern das Gesamtbild. Cholesterin ist Teil eines komplexen biologischen Systems. Es zu dämonisieren, führt zu therapeutischen Sackgassen und zu einer gefährlichen Medikalisierung gesunder Menschen.

Was wir brauchen, ist eine differenzierte Betrachtung. Ja, extrem hohe Cholesterinwerte können in bestimmten genetischen Konstellationen problematisch sein – etwa bei familiärer Hypercholesterinämie.

Doch für die große Mehrheit der Bevölkerung gilt: Ein moderat erhöhter Cholesterinwert ist kein Todesurteil. Er ist ein Parameter unter vielen – nicht mehr, nicht weniger.

Es ist an der Zeit, Cholesterin zu rehabilitieren. Statt Millionen Menschen in eine lebenslange Statinabhängigkeit zu treiben, sollten wir die Ursachen von Herz-Kreislauf-Erkrankungen dort bekämpfen, wo sie entstehen: im Lebensstil, in der Ernährung, in der Umwelt.

Cholesterin ist nicht der Feind.

Die wahre Gefahr ist die Reduktion komplexer Gesundheit auf einfache Zahlen.

Literatur & Quellen (Auswahl):

- Ravnskov, U. (2010). Fat and Cholesterol Are Good for You. New Health Press.

- BMJ Open (2016). Lack of association or an inverse association between LDL cholesterol and mortality in the elderly: a systematic review.

- Kendrick, M. (2007). The Great Cholesterol Con. John Blake Publishing.

- Framingham Heart Study, Ergebnisse über verschiedene Altersgruppen.

- Swiss Policy Research: Cholesterin – ein missverstandener Wert.

- Ioannidis, J.P.A. (2005). Why Most Published Research Findings Are False. *PLoS Medicine.*

- Rubikon (2021). „Das Cholesterin-Märchen."

- arte-Dokumentation (2016): „Cholesterin – Der große Bluff".

- THINCS – The International Network of Cholesterol Skeptics.

- Prescrire International (2011). Grenzwerterfindung und Medikalisierung.

Kapitel 11

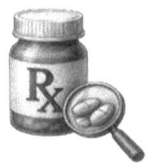

Die vergessene Wahrheit – Der Lipobay®-Skandal und seine Lehren

Im Jahr 2001 erschütterte ein Skandal die medizinische Welt, der wie ein Weckruf hätte wirken müssen – und doch weitgehend folgenlos blieb: der Fall Lipobay®. Das Cholesterinsenkerpräparat, entwickelt vom deutschen Pharmariesen Bayer, war binnen weniger Jahre auf dem Markt zu einem der meistverordneten Statine geworden – bis es weltweit zurückgerufen werden musste.

Grund: zahlreiche Todesfälle durch Rhabdomyolyse, eine schwere Form des Muskelzerfalls. Was als Einzelfall kommuniziert wurde, offenbarte bei näherem Hinsehen ein Systemversagen mit dramatischen Folgen.

Der Wirkstoff Cerivastatin war ursprünglich als besonders wirksam vermarktet worden – bereits in niedriger Dosierung sollte er LDL-Cholesterin senken wie kein anderes Mittel zuvor. Für Bayer war Lipobay® ein Prestigeprojekt mit Milliardenpotenzial.

Doch schon kurz nach der Markteinführung mehrten sich Berichte über schwere Nebenwirkungen, insbesondere in

Kombination mit dem ebenfalls verbreiteten Medikament Gemfibrozil. Die US-amerikanische Zulassungsbehörde FDA verzeichnete über 100 Todesfälle – in Deutschland wurden über 50 bekannt.

Statt jedoch rasch zu reagieren, versuchten Hersteller und Behörden zunächst zu beschwichtigen. Die Nebenwirkungen wurden als selten und beherrschbar dargestellt, Warnhinweise wurden verzögert ergänzt, Ärzte nur unzureichend informiert.

Erst als die Zahl der Todesfälle nicht mehr ignoriert werden konnte, zog Bayer das Produkt im Sommer 2001 zurück. Die Aktie des Unternehmens brach ein, der Imageschaden war enorm.

Doch damit war die Geschichte nicht zu Ende. Interne Dokumente, die später im Rahmen von Gerichtsverfahren an die Öffentlichkeit gelangten, zeigen: Bayer wusste frühzeitig von den Risiken. Bereits in der Entwicklungsphase waren Auffälligkeiten dokumentiert worden.

Dennoch wurde das Präparat zur Zulassung gebracht – mit dem Wissen um mögliche fatale Komplikationen. Es war ein kalkuliertes Risiko.

In der öffentlichen Aufarbeitung des Skandals wurde die Schuld auf mehrere Schultern verteilt: auf das Unternehmen, auf die Zulassungsbehörden, auf das Fehlen ausreichender Pharmakovigilanz.

Doch was auffällig fehlte, war eine grundsätzliche Diskussion über das System, das solche Entwicklungen überhaupt ermöglicht. Der Fall Lipobay® wurde als bedauerlicher Ausrutscher dargestellt – nicht als Symptom eines strukturellen Problems.

Bis heute ist der Skandal in der Fachwelt kaum noch präsent. In medizinischen Lehrbüchern wird er selten oder gar nicht erwähnt. Für viele junge Ärztinnen und Ärzte ist Lipobay® kein Begriff mehr.

Dabei hätte dieser Fall grundlegende Fragen aufwerfen müssen: Wie werden Medikamente zugelassen? Wer trägt Verantwortung bei bekannten Risiken?

Und wie kann es sein, dass ein Medikament mit potenziell tödlichen Nebenwirkungen weltweit millionenfach verordnet wird, bevor die Gefahr erkannt wird?

Die Antwort liegt in der Machtstruktur des modernen Pharmasystems. Unternehmen stehen unter enormem Erfolgsdruck – neue Medikamente müssen nicht nur wirken, sie müssen auch Umsatz bringen.

Risiken werden oft erst dann ernst genommen, wenn sie absolut nicht mehr zu leugnen sind.

Die Aufsichtsbehörden stehen dabei unter dem Einfluss derselben Industrie, die sie eigentlich kontrollieren sollen. Viele Zulassungsstellen, darunter die europäische EMA oder die amerikanische FDA, finanzieren sich größtenteils aus Gebühren der Pharmafirmen – ein klarer Interessenkonflikt.

Der Lipobay®-Skandal zeigte auch, wie unzureichend das Meldesystem für Arzneimittelnebenwirkungen ist. Viele Todesfälle wurden zunächst gar nicht mit dem Medikament in Verbindung gebracht.

Erst durch die Häufung der Fälle und den öffentlichen Druck kam Bewegung in die Sache. Das zeigt: Das System verlässt sich zu sehr auf reaktive statt auf präventive Maßnahmen.

Besonders kritisch ist der Umgang mit sogenannten „Me-too"-Medikamenten – also neuen Wirkstoffen, die kaum Vorteile gegenüber bestehenden Therapien bringen, aber dennoch massiv beworben werden. Cerivastatin war ein solches Medikament.

Seine hohe Wirksamkeit beim LDL-Senken wurde als Durchbruch verkauft, obwohl die klinische Relevanz dieser Senkung gar nicht ausreichend belegt war.

Der Fokus lag auf Zahlenwerten, nicht auf tatsächlichen Patientenvorteilen.

Alternative medizinische Stimmen wie Dr. Peter C. Gøtzsche oder Dr. David Healy warnen seit Jahren vor dem blinden Vertrauen in die Pharmabranche. In ihren Veröffentlichungen beschreiben sie, wie klinische Studien geschönt, Nebenwirkungen verschleiert und kritische Wissenschaftler mundtot gemacht werden.

Der Fall Lipobay® liefert ein praktisches Beispiel für genau diese Praktiken.

Auch alternative Medien wie Rubikon, Multipolar oder Swiss Policy Research griffen den Skandal auf – nicht nur als Einzelereignis, sondern als exemplarisches Beispiel für die Risiken eines profitorientierten Gesundheitswesens.

Sie fordern stärkere Kontrolle, größere Transparenz und vor allem mehr Eigenverantwortung für Ärzte und Patienten.

Was bleibt, ist die Lehre: Medikamente sind keine harmlosen Produkte. Ihre Prüfung, Zulassung und Anwendung müssen unter höchsten ethischen Maßstäben erfolgen.

Der Fall Lipobay® hat gezeigt, wie schnell diese Maßstäbe unter ökonomischem Druck erodieren können.

Es braucht eine Erinnerungskultur in der Medizin, die solche Skandale nicht vergisst, sondern aus ihnen lernt.

Der Fall Lipobay® darf nicht im Schatten der Geschichte verschwinden – er muss Mahnung und Anstoß sein, die strukturellen Schwächen des Systems endlich offen zu benennen und zu beheben.

Literatur & Quellen (Auswahl):

- FDA Drug Safety Report zu Cerivastatin (2001–2002)

- Rubikon (2021): „Der vergessene Pharmaskandal: Lipobay®"

- Gøtzsche, P. (2013). Tödliche Medizin und organisierte Kriminalität. Riva Verlag.

- Swiss Policy Research: „Lipobay und die Folgen"

- arte-Doku (2016): „Cholesterin – Der große Bluff"

- BMJ Reports on Cerivastatin Withdrawal

- Healy, D. (2012). Pharmageddon. University of California Press

- Prescrire International (2003): Cerivastatin: A withdrawal long overdue.

Kapitel 12

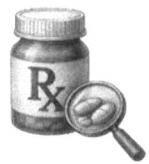

Vom Lobbyismus zur Dauerverordnung – Ärzte im Netz der Industrie

Wenn es um die Rolle der Pharmaindustrie im Gesundheitssystem geht, richten sich die Augen häufig auf Konzerne, Studien und Behörden. Doch ein zentraler Akteur bleibt oft im Schatten dieser Debatten: der Arzt. Es ist der behandelnde Mediziner, der die Diagnose stellt, die Therapie entscheidet, das Rezept ausstellt. Seine Rolle ist so mächtig wie entscheidend – und zugleich höchst anfällig für Einflussnahme.

Mit diesem Kapitel beleuchte ich die so enge Verflechtung zwischen Ärzteschaft und Industrie, die oft in ein Netz aus Abhängigkeiten, Anreizen und subtiler Manipulation führt.

Der Begriff „Pharma-Lobbyismus" wirkt abstrakt – bis man sich vor Augen führt, wie konkret und gezielt dieser Einfluss auf die ärztliche Praxis wirkt. Laut einem Bericht des ARD-Magazins „Monitor" (2018) gaben über 70 % der befragten deutschen Ärzte an, regelmäßig von Pharmavertretern besucht zu werden.

Diese Besuche sind keineswegs rein informativer Natur. Broschüren, Kongresseinladungen, kleine Geschenke oder bezahlte Fortbildungen – all das gehört zum Arsenal subtiler Beeinflussung.

Ein zentrales Problem ist das Sponsoring medizinischer Fortbildungen. In Deutschland werden rund zwei Drittel aller ärztlichen Weiterbildungen ganz oder teilweise von der Industrie finanziert. Themen, Referenten und Inhalte werden häufig in enger Abstimmung mit den Sponsoren ausgewählt.

Das Ergebnis: Ein einseitiger Blick auf die Datenlage, bei dem kritische Perspektiven kaum eine Chance haben. Wer in diesem Rahmen von der offiziellen Lehrmeinung abweicht, riskiert Ausschluss, Stigmatisierung oder gar berufliche Nachteile.

Die Organisation MEZIS – „Mein Essen zahl ich selbst" – kämpft seit Jahren gegen diese Einflussnahme. Sie dokumentiert, wie eng die Verbindungen zwischen Industrie und ärztlicher Standespolitik tatsächlich sind. Von Pharmareisen bis zu bezahlten Studienbeteiligungen, von Ghostwriting bis zu Honorarverträgen – die Grenzen zwischen Aufklärung und Absatz verschwimmen.

Besonders problematisch wird es, wenn es um die langfristige Medikation chronisch gesunder Menschen geht – wie bei der Verschreibung von Statinen zur Primärprävention. Hier spielt die „gefühlte Sicherheit" eine große Rolle:

Ärzte verschreiben lieber, um auf der sicheren Seite zu sein – auch wenn die Evidenz zweifelhaft ist. „Lieber Statin als Klage", bringt es ein Allgemeinmediziner in einem Beitrag auf „Medscape Deutschland" auf den Punkt.

Dieses defensive Verschreibungsverhalten wird zusätzlich durch industrielle Interessen gestützt. Über Jahrzehnte wurde ein Klima der Angst vor Cholesterin und Herzinfarkt aufgebaut – untermauert von Werbekampagnen, Patientenbroschüren und industriegesponserten Studien.

Der Arzt wird dabei zum Endpunkt einer langen Kette strategischer Kommunikation.

Die Kassenärztliche Bundesvereinigung (KBV) veröffentlichte 2020 eine interne Analyse, nach der Ärzte, die häufiger Kontakt mit der Industrie haben, signifikant öfter neue – und meist teurere – Medikamente verordnen.

Der Einfluss ist also nicht nur theoretisch – er schlägt sich direkt in der ärztlichen Praxis nieder.

Ein besonders perfides System ist das der sogenannten „Anwendungsbeobachtungen". Dabei werden Ärzte dafür bezahlt, bestimmte Medikamente zu verschreiben und den Verlauf zu dokumentieren – oft ohne Vergleichsgruppe oder methodischen Anspruch. Diese Form der Marktbeobachtung dient vor allem der Absatzsteigerung und nicht der echten Wissenschaft. Dennoch sind solche Programme legal und weit verbreitet.

Auch medizinische Fachgesellschaften bleiben nicht verschont. Die Autoren vieler Leitlinien, etwa zur Cholesterinsenkung, haben finanzielle Beziehungen zu den Herstellern der entsprechenden Medikamente.

Zwar werden Interessenkonflikte mittlerweile formal angegeben – doch Auswirkungen auf die Gültigkeit der Empfehlungen hat das selten. Es ist ein offenes Geheimnis, dass viele Leitlinien nicht primär dem Patientenwohl, sondern den Interessen starker wirtschaftlicher Akteure dienen.

Alternative Medien wie Multipolar, Rubikon oder das „Arznei-Telegramm" veröffentlichen regelmäßig gut belegte Recherchen über die strukturellen Verflechtungen von Ärzteschaft und Industrie.

Sie zeigen, wie schwer es für einzelne Ärzte geworden ist, unabhängig zu bleiben – und wie gefährlich es für Patienten ist, wenn ökonomische Erwägungen die Therapie bestimmen.

Es ist an der Zeit, diesen Zustand nicht länger zu verschweigen. Ärzte müssen sich ihre Unabhängigkeit zurückerobern – durch Transparenz, durch kritische Weiterbildung, durch klare Absage an industriegesteuerte Fortbildungen. Patienten wiederum sollten ermutigt werden, Fragen zu stellen, nach Alternativen zu suchen und ärztliche Empfehlungen nicht blind zu akzeptieren.

Ein Gesundheitssystem, das auf Vertrauen basiert, darf wirtschaftliche Interessen nicht über das Wohl der Menschen stellen.

Die Dauerverordnung von Statinen bei fraglichem Nutzen ist nur ein Symptom eines tieferliegenden Problems.

Die Heilung beginnt mit der Aufklärung – und mit der Rückbesinnung auf das ärztliche Ethos: primum non nocere – zuerst nicht schaden.

Literatur & Quellen (Auswahl):

- ARD Monitor (2018): „Wie die Pharmaindustrie Ärzte beeinflusst"

- KBV-Analyse (2020): Einfluss pharmazeutischer Kontakte auf Verordnungsverhalten

- MEZIS e.V. – Initiative für unabhängige Ärzteschaft

- Rubikon (2021): „Verschrieben, verkauft, verfilzt"

- Arznei-Telegramm (laufend): Kritische Berichte zu Pharmaverflechtungen

- Medscape Deutschland (2022): „Verschreibungsdruck in der Praxis"

- Gøtzsche, P. (2013). Tödliche Medizin und organisierte Kriminalität. Riva Verlag

- Swiss Policy Research: Pharmaeinfluss auf medizinische Fortbildung

- arte-Doku (2016): „Cholesterin – Der große Bluff"

Kapitel 13

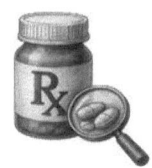

Wissenslücke im Studium – Was Mediziner nicht über Cholesterin lernen

Wer Medizin studiert, wird mit einer Fülle an Wissen konfrontiert – von der Anatomie über Pathophysiologie bis zur ausgeprägten Pharmakologie. Doch trotz dieser Intensität bleibt eines auffällig unterbelichtet: die differenzierte Auseinandersetzung mit Cholesterin. Die herrschende Lehre vermittelt ein simples Bild: LDL-Cholesterin ist schlecht, HDL ist gut, und je niedriger der LDL-Wert, desto besser.

Dieses Dogma wird selten hinterfragt. Kritische Studien, alternative Sichtweisen oder biochemische Zusammenhänge jenseits der gängigen Lehrmeinung tauchen kaum auf.

Das führt dazu, dass angehende Ärztinnen und Ärzte mit einem verzerrten Verständnis in die Praxis gehen – und so ungewollt Teil eines Systems werden, das mehr schadet als nutzt.

Die Standardlehrbücher der Medizin, wie sie an deutschen Universitäten verwendet werden – z.B. „Lernziel

Kardiologie", „Duale Reihe Innere Medizin" oder das „Herold" – greifen das Thema Cholesterin meist stark verkürzt auf. Sie übernehmen unkritisch die Empfehlungen der Leitlinien, zu 80% von der Pharma vorgegeben, und geben die Cholesterintheorie der 1980er Jahre nahezu unverändert weiter.

Dabei hat sich die Studienlage längst verändert. Doch die didaktische Trägheit der medizinischen Ausbildung wirkt wie ein Schutzschild gegen jede Form von Zweifel.

Diese Tendenz hat fatale Folgen. Bereits im Studium wird eine enge Verbindung zur Industrie geschaffen – durch gesponserte Skripte, Industrievertreter auf Karrieremessen oder kostenlose Fortbildungen.

Für viele Studenten ist es normal, dass medizinisches Wissen auch von wirtschaftlichen Interessen mitgeprägt wird. Doch genau hier beginnt die Abwärtsspirale: Wer nie gelernt hat, medizinische Dogmen zu hinterfragen, wird sie später auch nicht kritisch anwenden.

Ein weiterer blinder Fleck im Studium ist die Pharmakritik. Zwar werden Arzneimittelwirkungen und -nebenwirkungen theoretisch gelehrt, doch die systematische Analyse von Nutzen-Risiko-Verhältnissen, von Studienmanipulationen oder Interessenkonflikten fehlt nahezu komplett. Dozenten, die sich kritisch äußern, gelten schnell als unbequem.

Stattdessen wird auf Sicherheit gesetzt: Die offizielle Leitlinie ist die Wahrheit – alles andere gilt als Verschwörung.

Alternative medizinische Modelle, etwa die orthomolekulare Medizin, funktionelle Medizin oder entzündungsbasierte Krankheitsmodelle, spielen in der universitären Ausbildung so gut wie keine Rolle. Dabei wären gerade diese Ansätze wichtig, um den Cholesterinwert in einen größeren Kontext zu stellen.

Wenn jedoch der Wert als alleiniger Risikofaktor gelehrt wird, ohne die Rolle von Insulinresistenz, Mikronährstoffen oder systemischer Entzündung zu berücksichtigen, ist der Tunnelblick vorprogrammiert.

Die Organisation „Arzneimittelinitiative Nordrhein" (ARMIN) veröffentlichte eine Untersuchung, in der festgestellt wurde, dass mehr als 80 % der medizinischen Studierenden keinen Zugang zu unabhängigen Fortbildungen über Arzneimittelwirkstoffe haben. Stattdessen dominieren industrienahe Quellen.

Das „Pharmareferat" wird zur Normalität – nicht als Werbemethode erkannt, sondern als Fortbildungsangebot missverstanden.

Ein Blick in andere Länder zeigt: Es geht auch anders. In Skandinavien und den Niederlanden gibt es seit Jahren Programme, die medizinische Ausbildung von industrieller Einflussnahme abschotten. Unabhängige Arzneimittelinformationszentren, verpflichtende Kurse in evidenzbasierter Medizin und klare Trennung von Sponsorengeldern gehören dort zur Ausbildungskultur. Deutschland hingegen hängt hinterher.

Kritiker wie Prof. Dr. Harald Walach, Gesundheitswissenschaftler und Publizist, fordern seit Jahren eine Neuausrichtung der medizinischen Lehre.

Er spricht von einer „akademischen Verzerrung", die junge Ärztinnen und Ärzte systematisch in die pharmakonforme

Logik einführt. Wer sich dem verweigert, läuft Gefahr, akademisch isoliert zu werden.

Auch alternative Informationsportale wie „Medinside", „DocCheck News" oder „Multipolar" berichten regelmäßig über die Einseitigkeit der medizinischen Ausbildung. Sie zeigen: Es fehlt eben nicht an Wissen – es fehlt einfach am Zugang zu unabhängigem und unverzerrtem Wissen.

Gerade beim Thema Cholesterin ist das besonders dramatisch, weil hier ein globales Dogma unhinterfragt tradiert wird.

Wenn man Medizin als Wissenschaft versteht – und nicht als Marketingplattform – dann muss es erlaubt sein, Fragen zu stellen. Warum gilt ein niedriger Cholesterinwert als Ideal, obwohl zahlreiche Studien das Gegenteil nahelegen?

Warum werden Statine trotz bescheidener Wirksamkeit so flächendeckend empfohlen? Und warum lernen künftige Ärztinnen und Ärzte nicht, diese Widersprüche zu erkennen?

Die Antwort ist unbequem: Weil es nicht vorgesehen ist. Weil das System darauf ausgelegt ist, dass Wissen verwaltet und nicht erneuert wird.

Wer in einem pharmalastigen Curriculum ausgebildet wird, wird kaum zum Kritiker dieses Systems werden können. Es ist ein Kreislauf der Korruption und der Bequemlichkeit – mit brandgefährlichen Folgen für die Patienten.

Doch es gibt Hoffnung. Immer mehr Medizinstudierende fordern unabhängige Lehre, mehr kritisches Denken und eine Entkoppelung von Wirtschaft und Wissenschaft. Organisationen wie MEZIS, Transparency International oder die Arzneimittelkommission der deutschen Ärzteschaft setzen sich für mehr Unabhängigkeit ein.

Ihr Einfluss wächst – langsam, aber stetig.

Die Wissenslücke über Cholesterin im Medizinstudium ist kein Zufall. Sie ist Ausdruck eines Systems, das sich selbst schützt. Wer sie schließen will, muss die Strukturen ändern.

Und das beginnt mit der Ausbildung. Ein neues Verständnis von Gesundheit braucht neue Fragen – und den Mut, die alten Antworten zu hinterfragen.

Literatur & Quellen (Auswahl):

- ARMIN (2020). Untersuchung zur pharmaunabhängigen Lehre in der Medizin

- Walach, H. (2021). Wissenschaft und Wahrheit in der Medizin. Tredition Verlag

- MEZIS e.V. – Initiative für unabhängige Ärzteschaft

- Medinside.ch: Artikelserie zur medizinischen Ausbildung

- DocCheck News (laufend): Kritische Berichte zur Lehre in der Medizin

- Transparency International: Bericht „Influence in medical education"

- arte-Doku (2016): „Cholesterin – Der große Bluff'"

- Kendrick, M. (2007). The Great Cholesterol Con. John Blake Publishing

- BMJ Open (2016). LDL und Mortalität bei älteren Menschen

- Golomb, B.A. (2014). Statins and quality of life: A review. *Am J Cardiovasc Drugs*.

- Ravnskov, U. (2016). The cholesterol campaign is a failure. *J Lipid Nutr.*

- Beatrice Golomb, UCSD Statin Study Archive.

- NIH: Cholesterol and Pregnancy Research Review.

Kapitel 14

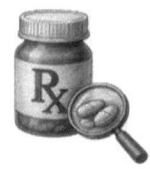

Cholesterin ist nicht der Feind – Warum unser Körper es braucht

Wenn ein medizinisches Narrativ über Jahrzehnte hinweg aufrechterhalten wird, obwohl es zunehmend von unabhängiger Forschung klar widerlegt wird, lohnt es sich, genauer hinzusehen. Die Geschichte vom „bösen Cholesterin" ist ein solcher Fall. Seit den 1950er Jahren wurde LDL-Cholesterin systematisch zum Hauptfeind der Herzgesundheit erklärt.

Die Folge: Eine ganze Industrie rund um Statine und cholesterinsenkende Maßnahmen florierte. Doch wie fundiert ist das wissenschaftlich wirklich?

Und was bedeutet es für die Gesundheit von Millionen Menschen, wenn ein lebensnotwendiger Stoff zum vermeintlichen Krankheitsauslöser erklärt wird?

Cholesterin ist kein Toxin. Es ist ein lebenswichtiger Bestandteil jeder Körperzelle. Es stabilisiert Zellmembranen, ermöglicht Zellkommunikation und ist Ausgangsstoff für eine Vielzahl zentraler körpereigener Substanzen: Sexualhormone, Cortisol, Gallensäuren und

Vitamin D werden aus Cholesterin synthetisiert. Besonders das Gehirn ist auf Cholesterin angewiesen – es enthält rund 25 % des Gesamtcholesterins im Körper. Neuronen benötigen es für Synapsenbildung, Reizweiterleitung und Myelinisierung.

Ein Mangel an Cholesterin kann deshalb mit Konzentrationsstörungen, Depressionen und neurodegenerativen Prozessen einhergehen – ein Zusammenhang, der in der offiziellen Diskussion oft ausgeklammert wird.

Eine systematische Übersichtsarbeit im *Journal of Psychiatric Research* (2015) stellte einen Zusammenhang zwischen niedrigen Cholesterinwerten und erhöhtem Risiko für Suizidalität fest.

Auch Studien aus der *American Journal of Psychiatry* deuten in eine ähnliche Richtung. Dennoch bleibt der Einsatz von Statinen bei vulnerablen Patientengruppen wie Depressiven oder älteren Menschen unkritisiert – obwohl hier ein besonders hoher Bedarf an neuroprotektivem Cholesterin besteht.

Nicht nur das Gehirn, auch das Immunsystem hängt vom Cholesterin ab. Zellmembranen von Immunzellen sind reich an Cholesterin – es beeinflusst ihre Beweglichkeit, Reaktivität und Signalübertragung. Cholesterinreiche Lipidflöße („lipid rafts") sind zentrale Plattformen für Immunreaktionen. Eine Senkung des Cholesterins kann somit die Immunantwort schwächen.

Dies zeigt sich z. B. in Studien, die eine erhöhte Infektionsrate bei Menschen mit sehr niedrigen Cholesterinwerten dokumentieren (Smith et al., *Lancet Infect Dis*, 2008).

Noch brisanter ist die Rolle von Cholesterin in der Krebsforschung. Während die Cholesterintheorie davon ausgeht, dass hoher LDL-Spiegel pathologisch sei, zeigen zahlreiche Studien, dass zu niedrige Cholesterinwerte mit einer erhöhten Krebssterblichkeit einhergehen.

Das *BMJ Open* veröffentlichte 2016 eine Metaanalyse, nach der niedrige LDL-Werte bei älteren Menschen mit einer höheren Gesamtsterblichkeit korrelieren – insbesondere durch Krebs.

Eine Erklärung liegt in der zellprotektiven Wirkung von Cholesterin: Es stabilisiert DNA-Strukturen, schützt Zellkerne vor oxidativem Stress und ist entscheidend für die Apoptose-Kontrolle.

Auch die Rolle von Cholesterin bei der Regeneration und Wundheilung wird unterschätzt. Cholesterin reichert sich gezielt in heilenden Geweben an, wird dort vermehrt synthetisiert und hilft beim Wiederaufbau von Zellstrukturen.

In Studien zu postoperativen Heilungsverläufen zeigen Patienten mit niedrigem Cholesterin schlechtere Ergebnisse – langsamere Heilung, höhere Infektionsraten, mehr Komplikationen (Langsjoen et al., 2005).

Ein ebenfalls kaum diskutierter Bereich ist die Bedeutung von Cholesterin in der Schwangerschaft. Der wachsende Fötus benötigt enorme Mengen an Cholesterin – für die Entwicklung von Gehirn, Nervensystem, Hormonen und Organstrukturen. Studien des National Institutes of Health (NIH) zeigten, dass Schwangere mit niedrigem Cholesterinspiegel ein höheres Risiko für Frühgeburten und Entwicklungsstörungen beim Kind haben.

Dennoch wird auch jungen Frauen in der Familienplanung oder sogar Schwangeren nicht selten zur Statintherapie geraten – ein medizinischer Skandal, der kaum thematisiert wird.

Alternative Stimmen, wie die dänische Ärztin und Forscherin Uffe Ravnskov oder der britische Kardiologe Malcolm Kendrick, werfen der etablierten Kardiologie vor, ein Molekül zu bekämpfen, das Teil der körpereigenen Heilintelligenz sei.

Sie verweisen auf das „Reverse Epidemiology"-Phänomen: In vielen Studien zeigt sich, dass ältere Menschen mit höheren Cholesterinwerten länger leben als solche mit niedrigen. Dieses Paradoxon lässt sich nur lösen, wenn man die Pathologisierung von Cholesterin grundsätzlich hinterfragt.

Zudem wird ignoriert, dass nicht jedes LDL gleich ist. Kleine, dichte LDL-Partikel gelten als besonders atherogen – große, „fluffige" hingegen nicht. Doch die gängige Labordiagnostik differenziert nicht. Der LDL-Wert an sich ist ein grober Richtwert, der wenig über das tatsächliche Risiko aussagt.

Dennoch wird auf seiner Basis millionenfach medikamentiert – mit enormen wirtschaftlichen, aber eben vor allem auch gesundheitlichen Folgen.

Die mediale Darstellung von Cholesterin als „Verstopfer" der Arterien ist ebenfalls stark vereinfacht. Atherosklerotische Plaques bestehen zu großen Teilen nicht aus Cholesterin, sondern aus Kalzium, abgestorbenen Zellen, Immunzellen und Bindegewebe.

Cholesterin ist eher ein Begleitphänomen – ein Reparaturstoff, der vom Körper zur Stabilisierung geschädigter Gefäßwände eingesetzt wird. Ihn dafür verantwortlich zu machen, ist etwa so logisch, wie Feuerwehrleute für einen Brand verantwortlich zu machen.

Noch absurder wird es, wenn man die Datenlage zur Cholesterinsenkung betrachtet. Die berühmte JUPITER-Studie etwa, die als Beleg für den Nutzen von Statinen in der Primärprävention gilt, zeigte eine absolute Risikoreduktion von weniger als 1 % – bei gleichzeitig erhöhter Rate an Nebenwirkungen wie Diabetes, Muskelschmerzen und Leberwertveränderungen. Dennoch wurde sie als Triumph gefeiert und floss in internationale Leitlinien ein.

Alternative Medien wie *Rubikon, Multipolar* oder *Swiss Policy Research* weisen seit Jahren auf diese Widersprüche hin – oft besser recherchiert als viele Mainstreamberichte. Sie zeigen:

Die Angst vor Cholesterin ist ein Produkt gezielter massiver PR, gefördert und gestützt von Pharmainteressen, industrienahen Studien und wiederholtem Narrativ.

Auch in der medizinischen Praxis zeigt sich die Schieflage. Patienten mit leicht erhöhtem Cholesterin, aber guter Lebensqualität, werden zur Dauermedikation gedrängt.

Dass Statine nachweislich Q10-Spiegel senken – was für Muskelenergie, Herzleistung und Zellstoffwechsel zentral ist – wird in der Praxis kaum beachtet.

Ebenso die bekannten Nebenwirkungen wie Muskelschwäche, Konzentrationsstörungen, Libidoverlust und Schlafstörungen, die in der offiziellen Darstellung als „sehr selten" verharmlost werden.

Ein besonders perfides Argument ist der präventive Einsatz von Statinen bei gesunden Menschen mit „leicht erhöhtem LDL". Hier entsteht die paradoxe Situation, dass ein Mensch mit normaler Befindlichkeit durch eine Therapie krank gemacht wird – körperlich und psychisch. Studien wie die HOPE-3-Studie oder die jüngere ODYSSEY-Studie liefern keine belastbaren Daten für diesen Ansatz – und doch wird er weltweit millionenfach praktiziert.

Was es braucht, ist ein Paradigmenwechsel: Cholesterin muss neu bewertet, nicht bekämpft werden. Die Praxis der pauschalen Absenkung biologisch notwendiger Substanzen muss ein Ende haben.

Stattdessen sollten individuelle Risikoprofile, Entzündungsmarker (hsCRP, Homocystein), Lebensstil und familiäre Vorgeschichte in die Therapieentscheidung einfließen. Cholesterin kann dabei ein Marker sein – aber kein Feind.

Die Rehabilitierung von Cholesterin ist überfällig. Sie ist ein medizinisches, aber auch ein gesellschaftliches Projekt.

Denn das Narrativ vom „schlechten Cholesterin" hat über Jahrzehnte nicht nur Therapien beeinflusst, sondern Weltbilder geprägt.

Es hat Patienten verunsichert, Ärzte unter Druck gesetzt und eine Milliardenindustrie ermöglicht – ohne dass die versprochene Welle der Herzerkrankungsprävention jemals eingetreten wäre.

Wenn wir anfangen, Cholesterin wieder als das zu sehen, was es ist – ein fundamentaler Bestandteil des Lebens –

dann öffnen wir den Raum für eine neue, ganzheitlichere Medizin.

Eine Medizin, die versteht, bevor sie eingreift. Die stärkt, bevor sie dämpft.

Und die den Menschen als komplexes Wesen sieht – nicht als wandelnden Laborwert.

Quellen & Literatur (Auswahl):

- Kendrick, M. (2007). *The Great Cholesterol Con.* John Blake Publishing.

- Ravnskov, U. (2016). *The cholesterol campaign is a failure.* J Lipid Nutr.

- Golomb, B.A., et al. (2008). Statin-related adverse effects. *Ann Intern Med.*

- Smith, G.D., et al. (2008). Cholesterol and infection: a complex relationship. *Lancet Infect Dis.*

- NIH Review (2019). Cholesterol and pregnancy outcomes.

- BMJ Open (2016). LDL cholesterol and all-cause mortality in the elderly.

- Langsjoen, P.H. et al. (2005). CoQ10 depletion and implications for heart health. *BioFactors.*

- Multipolar-Magazin (2022). *Das Märchen vom bösen Cholesterin.*

- Rubikon (2020). *Die Cholesterin-Lüge und ihre Opfer.*

- Swiss Policy Research (2021). *Cholesterin – ein lebenswichtiger Stoff.*

- Langsjoen, P.H. et al. (2005). The clinical implications of statin-induced CoQ10 deficiency. *BioFactors.*

- Smith, G.D., et al. (2008). Cholesterol and infection: a complex relationship. *Lancet Infect Dis.*

- Okuyama, H. et al. (2015). Statins stimulate atherosclerosis and heart failure: pharmacological mechanisms. *Expert Review of Clinical Pharmacology.*

- Golomb, B.A. (2014). Statins and quality of life: A review. *Am J Cardiovasc Drugs.*

- Ravnskov, U. (2016). The cholesterol campaign is a failure. *J Lipid Nutr.*

- Beatrice Golomb, UCSD Statin Study Archive.

- NIH: Cholesterol and Pregnancy Research Review.

Kapitel 15

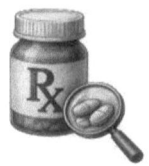

Gutes" und „schlechtes" Cholesterin – ein PR-Märchen

Die Vorstellung, dass es gutes und schlechtes Cholesterin gibt, hat sich tief in das kollektive Bewusstsein eingebrannt. HDL sei der „gute" Held, der das gefährliche LDL – das „schlechte" Cholesterin – aus dem Körper entfernt und uns so vor Herzinfarkt und Schlaganfall bewahrt.

Diese simple Dichotomie ist nicht nur falsch, sie ist auch ein Paradebeispiel dafür, wie medizinische Komplexität für die Öffentlichkeit durch Marketingstrategien simplifiziert und ideologisch aufgeladen wurde.

Leider sind alle im System verhafteten Ärzte nicht selten ebenfalls Opfer der perfiden Strategien der Pharmaindustrie. Das System ist derart perfektioniert, durch mittlerweile kritiklose Medien, durch die übergroße finanzielle Kraft der Lobbyverbände, sodass es immer schwieriger wird, die Wahrheit ans Licht zu bringen.

Deshalb auch dieses Buch. Ich möchte versuchen, die Menschen aufzuklären, sie vor den katastrophalen Folgen der Cholesterin Lüge zu bewahren.

Und wenn es nur einige wenige Menschen sind, die mit Hilfe dieses Buches, kritischer bei ihrem Arzt hinschauen. Nicht immer alles für bare Münze zu nehmen. Selbstverantwortung für sich selbst und die eigene Gesundheit zu übernehmen und sie nicht an der Praxistür abzugeben.

Dieses Kapitel legt offen, warum die Begriffe „gutes" und „schlechtes" Cholesterin nicht nur wissenschaftlich unhaltbar, sondern Teil eines PR-Konstrukts sind – und wie diese Konstruktion bis heute Milliarden in die Kassen der Pharmaindustrie spült.

Zunächst: Cholesterin ist eine einzige chemische Substanz. Es gibt kein „gutes" und kein „schlechtes" Molekül. Was in der Medizin gemeint ist, sind Lipoproteine – also Transportvehikel, die Cholesterin durch das wässrige Blutplasma befördern.

Die bekanntesten Vertreter sind LDL (Low-Density Lipoprotein) und HDL (High-Density Lipoprotein). LDL bringt Cholesterin aus der Leber in die Körperzellen. HDL bringt überschüssiges Cholesterin zurück zur Leber.

Daraus wurde die simplifizierte Gleichung: LDL = gefährlich, HDL = schützend. Doch diese Zuordnung ist grob irreführend.

Die Behauptung, dass LDL-Cholesterin direkt atherogen – also gefäßschädigend – sei, basiert auf Beobachtungsstudien aus den 1960er und 1970er Jahren. In Wirklichkeit zeigt sich die Situation weitaus komplexer.

Denn LDL ist kein homogenes Teilchen, sondern existiert in unterschiedlichen Subtypen. Kleine, dichte LDL-Partikel (sdLDL) gelten als potenziell problematisch, weil sie leichter oxidiert und in die Gefäßwand aufgenommen werden können.

Große, fluffige LDL-Partikel hingegen sind weit weniger gefährlich. Der LDL-Wert allein sagt also wenig über das tatsächliche Risiko aus.

Diese Differenzierung wird in der klinischen Praxis kaum berücksichtigt. Standard-Laborwerte messen lediglich die Gesamtmenge an LDL, ohne zwischen Subtypen zu unterscheiden.

Das führt zu falschen Therapieentscheidungen. Studien zeigen, dass Patienten mit hohem LDL, aber überwiegend großen LDL-Partikeln, kein erhöhtes kardiovaskuläres Risiko aufweisen. Dennoch werden sie mit Statinen behandelt – oft lebenslang.

Noch absurder wird es beim HDL. Lange Zeit galt HDL als der schützende Gegenspieler von LDL. Je höher der HDL-Wert, so die Annahme, desto besser der Schutz vor Herzerkrankungen. Doch neuere Studien stellen diese These in Frage.

Eine groß angelegte Analyse im *Lancet* (2012) ergab, dass extrem hohe HDL-Werte nicht mit besserer, sondern mit schlechterer Prognose einhergehen können. Auch die große REVEAL-Studie von 2017, die ein Medikament zur Erhöhung von HDL testete, zeigte keinen klinischen Nutzen.

Der „Schutz" des HDL erwies sich als Illusion.

Der Begriff des „guten" HDL war nie wissenschaftlich belastbar – er war vor allem ein marketingtechnisches

Vehikel. Er diente dazu, die Öffentlichkeit in einer leicht verdaulichen Gut-Böse-Dichotomie zu halten.

Die Industrie nutzte diese Dichotomie geschickt, um Medikamente und funktionelle Lebensmittel zu platzieren:

Von cholesterinsenkenden Margarinen bis hin zu HDL-steigernden Nahrungsergänzungsmitteln. Ganze Produktlinien basieren auf einem vereinfachten, wissenschaftlich fragwürdigen Konzept.

Auch in der öffentlichen Gesundheitskommunikation spielte diese Darstellung eine zentrale Rolle. Die American Heart Association, die Deutsche Herzstiftung und andere Organisationen verbreiteten jahrzehntelang die einfache Botschaft: Senke dein LDL, steigere dein HDL – und du bist auf der sicheren Seite.

Dass diese Formel weder durchgängig gilt noch kausal belegt ist, wurde geflissentlich übersehen. Der PR-Erfolg war wichtiger als wissenschaftliche Genauigkeit.

Alternative Medien und kritische Wissenschaftler äußern sich seit Jahren zu diesem Thema. Das unabhängige Netzwerk THINCS (The International Network of Cholesterol Skeptics) weist regelmäßig darauf hin, dass die medizinische Literatur deutlich differenzierter ist, als es die Öffentlichkeit erfährt.

Auch Autoren wie Dr. Malcolm Kendrick oder Prof. Dr. Uffe Ravnskov stellen die HDL-LDL-Theorie massiv in Frage. Sie bezeichnen die Dichotomie als „biochemisches Märchen".

Ein weiterer Faktor: Entzündungen. Immer mehr Forschungsergebnisse deuten darauf hin, dass chronische

Entzündungen – und nicht Cholesterin – der zentrale Treiber von Atherosklerose sind. LDL wird im Rahmen von Entzündungsreaktionen verändert, oxidiert und in die Gefäßwände eingebaut.

Doch das ist eher Folge als Ursache des Prozesses. Studien mit entzündungshemmenden Medikamenten wie Canakinumab zeigten deutlich bessere Ergebnisse zur Infarktprävention – ganz ohne Cholesterinsenkung.

Dennoch bleibt der Fokus der Mainstream-Medizin beim LDL.

Warum? Weil es sich einfacher vermarkten lässt. Ein klar definierter Blutwert wie LDL lässt sich leicht messen, überwachen und therapieren – ein ideales Geschäftsmodell. Entzündungsprozesse hingegen sind komplex, individuell und schwerer zu standardisieren.

Die Pharmaindustrie bevorzugt einfache Marker mit direkter Medikation.

Die simple „gut/böse"-Erzählung ist nicht nur falsch, sie ist gefährlich. Sie führt zu übermäßiger Medikation, unnötiger Angst bei Patienten und einer einseitigen Gesundheitsberatung. Menschen mit leicht erhöhtem LDL, aber ohne andere Risikofaktoren, werden in eine medizinische Abwärtsspirale gedrängt.

Die Nebenwirkungen – körperlich, psychisch, ökonomisch – sind ganz erheblich.

Bezeichnend ist auch die Rolle der Medien. Anstatt die Komplexität der Lipidphysiologie darzustellen, greifen sie gerne zur simplen Formel. Artikel wie „So senken Sie Ihr schlechtes Cholesterin" oder „10 Lebensmittel, die Ihr gutes Cholesterin steigern" füllen Jahr für Jahr Gesundheitsmagazine und Webseiten. Die journalistische Faulheit wird zur Desinformation – und die Leserschaft bleibt in einem Zustand medizinischer Unmündigkeit.

Was also tun? Der erste Schritt ist Aufklärung. Weg mit der Schwarz-Weiß-Malerei. Cholesterintransport ist ein hochkomplexer Prozess mit vielen Beteiligten – LDL und HDL sind Werkzeuge, keine Gegner.

Ihre Funktion hängt vom Gesamtzustand des Körpers, vom Entzündungsgeschehen, von der Ernährung, vom Mikronährstoffstatus und der genetischen Disposition ab.

Zweitens: Individualisierte Diagnostik. Statt pauschaler LDL-Grenzwerte braucht es differenzierte Lipidprofile, inklusive Partikelgröße, ApoB-Werten und Entzündungsmarkern. Nur so lässt sich ein reales Risiko abschätzen.

Drittens: Therapie durch Lebensstil. Bewegung, Ernährung, Stressmanagement und Mikronährstoffoptimierung wirken umfassender als jede Tablette. Und sie bekämpfen die eigentlichen Ursachen – nicht die Symptome.

Viertens: Medienkompetenz. Patienten müssen lernen, Gesundheitsinformationen kritisch zu hinterfragen – besonders wenn sie zu schön klingen, um wahr zu sein. Eine Zahl ist kein Schicksal. Und ein Molekül ist kein Feind.

Die Trennung in „gutes" und „schlechtes" Cholesterin war nie ein wissenschaftliches Konzept – sie war eine strategische Vereinfachung mit enormem wirtschaftlichem Nutzen.

Es ist Zeit, dieses Märchen zu entlarven. Und endlich eine Medizin zu betreiben, die nicht in Schwarz und Weiß denkt, sondern in Zusammenhängen.

Quellen & Literatur (Auswahl):

- Ravnskov, U. (2016). The cholesterol campaign is a failure. *J Lipid Nutr.*

- Kendrick, M. (2007). *The Great Cholesterol Con.* John Blake Publishing.

- Voight, B.F., et al. (2012). Plasma HDL cholesterol and risk of myocardial infarction: a mendelian randomisation study. *Lancet.*

- REVEAL Study (2017). CETP inhibition and cardiovascular outcomes. *NEJM.*

- Ridker, P.M. et al. (2017). Anti-inflammatory therapy with canakinumab for atherosclerotic disease. *NEJM.*

- Swiss Policy Research (2021). *Cholesterin: Was wirklich zählt.*

- Multipolar (2023). *Die Erfindung des „schlechten" Cholesterins.*

- Rubikon (2022). *Mythos HDL – Das Märchen vom guten Cholesterin.*

- THINCS (The International Network of Cholesterol Skeptics).

Kapitel 16

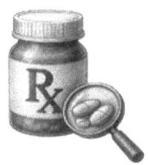

Plaques bestehen kaum aus Cholesterin – was wirklich in den Arterien steckt

Wenn es um Herzinfarkte, Schlaganfälle und die sogenannte koronare Herzkrankheit geht, fällt ein Begriff immer wieder: Plaques. Diese Ablagerungen an den Innenwänden der Arterien gelten als Hauptursache für die Verengung und Verstopfung von Blutgefäßen.

Und fast reflexartig wird ein Schuldiger genannt: Cholesterin. Jahrzehntelang haben medizinische Leitlinien, Gesundheitskampagnen und Pharmabroschüren das Bild verbreitet, dass sich Cholesterin wie Fett in einem Abflussrohr ablagert und so die Gefäße verstopft.

Doch was, wenn diese Erzählung schlicht falsch – oder zumindest irreführend – ist?

Dieses Kapitel nimmt die Zusammensetzung und Entstehung von arteriosklerotischen Plaques genau unter die Lupe. Es zeigt, dass Cholesterin keineswegs die Hauptsubstanz in diesen Ablagerungen ist.

Und es zeigt, wie ein komplexes biologisches Geschehen auf ein simples Dogma reduziert wurde – mit fatalen Folgen für Aufklärung, Therapie und Wissenschaft.

Beginnen wir mit den Fakten: Zahlreiche histologische und molekularbiologische Studien zur Zusammensetzung von Plaques belegen, dass Cholesterin nur einen geringen Teil der dort gefundenen Stoffe ausmacht. Hauptbestandteile sind vielmehr:

- **Kollagen und elastische Fasern** (Bindegewebe)

- **Kalziumablagerungen** (Verkalkungen)

- **Schaumzellen** (veränderte Immunzellen)

- **Fibrin und andere Gerinnungsbestandteile**

- **Zelltrümmer, abgestorbene Zellen**

- **Lipoproteine** – nicht zu verwechseln mit Cholesterin an sich

Ein Bericht des *American Journal of Cardiology* (2012) stellt klar: Der Cholesteringehalt innerhalb von Plaques liegt bei unter 10 % der Gesamtmasse – häufig deutlich darunter.

Der größte Teil besteht aus Bindegewebe und Kalzium. Und genau diese Bestandteile sind es, die zur Versteifung und zum Aufreißen der Gefäßwand führen – nicht das Cholesterin.

Warum also die Fixierung auf Cholesterin? Die Antwort ist ebenso ernüchternd wie systemisch: Weil es messbar ist, weil es einfach klingt – und weil es sich hervorragend vermarkten lässt.

Die Vorstellung, man könne mit einem einzigen Laborwert das Herzinfarktrisiko beurteilen, ist zwar verführerisch, aber wissenschaftlich absolut nicht haltbar.

Eine Vielzahl weiterer Faktoren spielt eine entscheidende Rolle: Entzündungsprozesse, oxidativer Stress, Blutzuckerregulation, Homocystein, Vitamin-D-Spiegel, Mikronährstoffstatus, die Psyche und Umweltfaktoren.

Insbesondere chronische Entzündungen sind in der modernen Forschung als Hauptauslöser der Arteriosklerose erkannt worden. Sie aktivieren Immunzellen, die sich in der Gefäßwand ansammeln, oxidiertes LDL aufnehmen und zu sogenannten Schaumzellen transformieren.

Diese wiederum tragen zur Plaquebildung bei. Doch: Nicht das Cholesterin ist hier das Problem – sondern der oxidative Stress, die Entzündung und die gestörte Zellkommunikation.

Eine wegweisende Studie unter der Leitung von Prof. Peter Libby, einem der führenden Atherosklerose-Forscher am Brigham and Women's Hospital (Harvard Medical School), bestätigte bereits 2002, dass Entzündungsprozesse der zentrale Motor der Plaquebildung sind – nicht die reine Cholesterinmenge im Blut.

Dennoch hat sich diese Erkenntnis kaum in die breite Therapieempfehlung durchgesetzt.

Alternative Medien wie *Swiss Policy Research*, *Rubikon* oder *Multipolar* weisen regelmäßig darauf hin, dass die dogmatische Fixierung auf Cholesterin eine medizinische Sackgasse darstellt.

Sie berichten über internationale Kongresse, auf denen längst nicht mehr über LDL-Zielwerte diskutiert wird, sondern über systemische Marker wie hs-CRP, IL-6 oder TNF-alpha – allesamt Entzündungsfaktoren.

Auch pathologische Studien an Verstorbenen mit Herzinfarkt zeigen ein eindeutiges Bild: In vielen Fällen war der LDL-Wert gar nicht erhöht, wohl aber lagen massive Entzündungen oder arterielle Verkalkungen vor. Das zeigt:

Die eigentliche Bedrohung ist nicht das Cholesterin, sondern das Milieu, in dem es wirkt.

Ein weiteres Missverständnis liegt in der Vorstellung, dass Cholesterin wie ein passiver Fettklumpen in die Gefäße tropft. Tatsächlich ist es ein aktiver Reparaturstoff. Der Körper sendet LDL gezielt zu geschädigten Gefäßabschnitten, um dort Zellmembranen zu stabilisieren, Entzündungen zu puffern und die Geweberegeneration zu fördern.

In gewisser Weise ist Cholesterin eher der Notarzt und nicht der Täter.

Diese Sichtweise bestätigt sich auch im Zusammenhang mit Statintherapie. Statine senken zwar den LDL-Wert, doch der tatsächliche Nutzen scheint in ihrer entzündungshemmenden Wirkung zu liegen – nicht in der reinen Cholesterinsenkung. Studien wie JUPITER (Ridker et al.) deuten darauf hin, dass der Rückgang von hs-CRP mit dem therapeutischen Erfolg stärker korreliert als der Rückgang von LDL.

Auch in bildgebenden Verfahren zeigt sich das Missverhältnis. Moderne Koronar-CTs mit Kalzium-

Scoring legen offen, dass hochgradige Plaques oft kalzifiziert sind – nicht cholesterinreich.

In der Praxis wird dieser Umstand kaum kommuniziert. Patienten erhalten Statine zur „Plaquevermeidung", obwohl deren eigentliche Wirkung auf das Kalziumverhalten in den Gefäßen fraglich bleibt.

Ein weiterer Aspekt: Die Rolle der Ernährung. Jahrzehntelang wurde tierisches Fett als Hauptverursacher von Plaques angeprangert. Doch große Metaanalysen (z. B. Siri-Tarino et al., 2010) zeigen, dass gesättigte Fettsäuren keinen signifikanten Zusammenhang mit Herzinfarkten aufweisen.

Viel problematischer scheinen Transfette, stark verarbeitete Kohlenhydrate, Zucker und eine Ernährung mit hohem Entzündungspotenzial zu sein.

In der orthomolekularen Medizin wird die Arteriosklerose als Folge eines langfristigen Mikronährstoffmangels beschrieben: Vitamin C für die Gefäßelastizität, Magnesium zur Gefäßregulation, Vitamin D für die Immunbalance, K2 zur Steuerung von Kalziumablagerungen.

Diese Perspektive erweitert das Verständnis – und zeigt therapeutische Alternativen jenseits der Statine auf.

Die überholte Vorstellung, Cholesterin sei der alleinige Übeltäter in Plaques, verhindert echte Fortschritte in Prävention und Therapie.

Sie führt zu Fehldiagnosen, Übertherapie und zu einer Fokussierung auf Laborwerte statt auf den Menschen. Sie erzeugt Angst, wo Aufklärung notwendig wäre.

Was wir brauchen, ist eine neue Sprache in der Kardiologie. Eine, die Komplexität zulässt, statt sie zu simplifizieren.

Eine, die systemische Zusammenhänge in den Vordergrund stellt. Und eine, die die Interessen des Patienten über die der Pharmaindustrie stellt.

Plaques bestehen kaum aus Cholesterin. Sie bestehen aus dem, was unser modernes Leben in die Gefäße trägt: Entzündung, Stress, Umwelttoxine, Bewegungsmangel, Fehlernährung. Cholesterin ist nicht der Feind. Es ist – im besten Fall – Teil der Lösung.

Quellen & Literatur (Auswahl):

- Libby, P. (2002). Inflammation in atherosclerosis. *Nature.*

- Ridker, P.M., et al. (2008). Rosuvastatin to prevent vascular events. *NEJM, JUPITER Study.*

- American Journal of Cardiology (2012): Composition of atherosclerotic plaques.

Kapitel 17

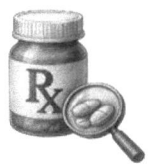

Leistungskiller Statine – Wenn Medikamente den Körper schwächen

Statine gelten als Eckpfeiler der kardiovaskulären Prävention. Sie sollen das Cholesterin senken und damit das Risiko für Herzinfarkte und Schlaganfälle reduzieren.

Doch hinter dem Image der segensreichen Tablette für die breite Bevölkerung verbirgt sich ein massives Problem: Die Nebenwirkungen der Statine auf den gesamten Stoffwechsel, die Muskelfunktion, den Energiestoffwechsel und die geistige Leistungsfähigkeit sind gravierender und verbreiteter, als in offiziellen Verlautbarungen dargestellt wird.

Dieses Kapitel beleuchtet die systematische Schwächung des Körpers durch Statine – körperlich, geistig, hormonell.

Beginnen wir mit dem Offensichtlichen: der Muskelschwäche. Muskelprobleme zählen zu den häufigsten Beschwerden von Menschen unter Statintherapie.

Die Symptome reichen von dumpfem Schmerz über Krämpfe bis hin zur vollständigen Muskelerschöpfung. Offizielle Quellen wie die Beipackzettel sprechen von einem Auftreten bei „weniger als 1 %". Unabhängige Studien zeigen jedoch ein ganz anderes Bild. Laut einer Untersuchung der Mayo Clinic (2014) leiden bis zu 25 % der Statin-Patienten an muskulären Beschwerden, insbesondere bei körperlicher Belastung.

Die Ursache ist biochemisch gut nachvollziehbar. Statine hemmen das Enzym HMG-CoA-Reduktase, das nicht nur für die Cholesterinproduktion, sondern auch für die Synthese von Coenzym Q10 zuständig ist. Dieses Coenzym ist essenziell für die Energiegewinnung in den Mitochondrien, den Kraftwerken unserer Zellen.

Wird es reduziert, sinkt die Energieverfügbarkeit – zuerst in den Muskeln. Die Folge: Leistungseinbruch, Müdigkeit, Muskelschäden bis hin zur Rhabdomyolyse. Ein Zustand, bei dem Muskelzellen zerfallen und ihre Inhalte in den Blutkreislauf entlassen – mit potenziell tödlichem Ausgang.

Besonders betroffen sind sportlich aktive Menschen. Der US-amerikanische Kardiologe Dr. James O'Keefe berichtete bereits 2006 im *American Journal of Cardiology*, dass Patienten unter Statintherapie signifikant weniger körperliche Belastbarkeit zeigen.

In der Sportmedizin wird inzwischen offen diskutiert, ob Statine für Leistungssportler überhaupt vertretbar sind – denn Muskelkraft, Regenerationsfähigkeit und Ausdauer nehmen unter der Therapie messbar ab.

Doch nicht nur die Muskulatur leidet. Auch das zentrale Nervensystem ist betroffen. Patienten berichten über Konzentrationsprobleme, Gedächtnisstörungen, Wortfindungsprobleme, verminderte Reaktionsgeschwindigkeit und „Gehirnnebel". Die US-amerikanische FDA nahm 2012 kognitive Nebenwirkungen in die Liste möglicher Statinwirkungen auf. Dennoch werden diese Symptome in Europa kaum ernst genommen.

Wissenschaftlich ist der Zusammenhang klar: Das Gehirn besteht zu einem erheblichen Teil aus Cholesterin. Es ist zentral für Synapsenbildung, Neurotransmitterfunktion und Myelinisierung.

Ein künstlicher Cholesterinmangel im Gehirn kann also nicht ohne Folgen bleiben. Studien an Tieren zeigten, dass eine Reduktion des Cholesterins im Zentralnervensystem zu Verhaltensänderungen, Orientierungsstörungen und verminderter Gedächtnisleistung führt (Petrov et al., *Neuroscience Letters*, 2011).

Auch die hormonelle Leistungsfähigkeit leidet. Cholesterin ist die Grundsubstanz für die Steroidhormone: Testosteron, Östrogen, Progesteron, Cortisol.

Mehrere Studien weisen darauf hin, dass Männer unter Statintherapie signifikant niedrigere Testosteronwerte aufweisen – mit allen Konsequenzen: Libidoverlust, depressive Verstimmungen, Muskelabbau, Energieverlust.

Bei Frauen können Zyklusstörungen und hormonelle Dysbalancen auftreten. Eine Meta-Analyse im *Journal of Sexual Medicine* (2010) bestätigt, dass die sexuelle Funktion unter Statinen häufig eingeschränkt ist. Dennoch ist dies kaum Gegenstand ärztlicher Aufklärungsgespräche.

Patienten interpretieren ihre Symptome als altersbedingt oder psychisch – dabei sind sie oft medikamentös induziert.

Ein weiterer Bereich ist die psychische Leistungsfähigkeit.

In einer Untersuchung an der University of California (Golomb et al., 2004) zeigten Statin-Patienten eine erhöhte Rate an Reizbarkeit, Schlafstörungen und sogar suizidalen Gedanken. Die Autoren fordern seither eine Neubewertung der Nutzen-Risiko-Bilanz – vor allem bei älteren Menschen und solchen mit psychischer Vorbelastung.

Auch der Stoffwechsel leidet: Statine erhöhen das Risiko für Typ-2-Diabetes. In einer groß angelegten Metaanalyse im *Lancet* (2010) wurde ein durchschnittlich um 9 % erhöhtes Diabetesrisiko unter Statintherapie festgestellt. Besonders problematisch: Die Betroffenen sind oft Menschen, die gar keine manifeste Erkrankung hatten, sondern lediglich leicht erhöhte Cholesterinwerte – und die durch die Behandlung in eine neue Erkrankung geführt werden.

Das Konzept der „Prävention" wird hier ad absurdum geführt: Ein gesunder Mensch erhält ein Medikament zur Risikoreduktion – wird dadurch aber tatsächlich krank. Die Pharmaindustrie spricht in diesem Zusammenhang gerne von einem „akzeptablen Nebenwirkungsprofil". Doch was ist akzeptabel? Für wen? Und auf Basis welcher Werte?

Zunehmend mehren sich auch Hinweise auf Beeinträchtigungen im Bewegungsapparat, die weit über Muskelprobleme hinausgehen.

Studien legen nahe, dass Statine den Knorpelstoffwechsel beeinträchtigen, Arthroseschmerzen verstärken und die Heilung von Sehnen und Bändern verzögern können.

In der Orthopädie werden Statine bereits als Risikofaktor für postoperative Komplikationen diskutiert.

Ein kritischer Punkt, der in der Praxis selten kommuniziert wird: Die Leistungsfähigkeit nach Absetzen der Statine kehrt nicht immer vollständig zurück. In vielen Fällen bleiben Schwächen, Schmerzen oder kognitive Probleme bestehen – vermutlich durch irreversible mitochondriale Schädigungen oder autoimmune Prozesse.

Die sogenannte „Statin-assoziierte autoimmune Myopathie" ist zwar selten, aber schwerwiegend – und wird häufig erst spät erkannt.

Alternative Medien wie *Multipolar*, *Rubikon* oder *Medinside* dokumentieren seit Jahren Patientenberichte, die ein erschütterndes Bild zeichnen: Menschen, die über Jahre hinweg an unerklärlicher Erschöpfung litten, Sportler, die ihre Leistungsfähigkeit verloren, Senioren, die plötzlich geistig abbauten – und denen nach dem Absetzen der Statine teilweise deutliche Besserung widerfuhr.

Diese Erfahrungsberichte stehen im Widerspruch zur beschönigenden Darstellung in der Mainstream-Medizin.

Zudem bleibt die Frage, warum die umfassende Belastung des Körpers durch Statine nicht offensiver thematisiert wird. Die Antwort liegt im System: Statine sind Blockbuster.

Sie gehören zu den umsatzstärksten Medikamenten weltweit. Jeder kritische Diskurs gefährdet nicht nur

Profite, sondern auch die Glaubwürdigkeit eines ganzen medizinischen Dogmas. Doch es ist jetzt wirklich mehr als Zeit, dieses Dogma zu hinterfragen und es zu entlarven, als das, was es ist. Eine Lüge.

Wenn ein Medikament gesunde Menschen schwächt, ihre Leistungsfähigkeit mindert, ihre Lebensqualität reduziert und neue Erkrankungen auslöst, darf es nicht weiterhin als Präventionswunder gelten.

Die Fakten sind zu klar, die Folgen sind dramatisch.

Was wir brauchen, ist eine ehrliche Aufklärung. Eine Medizin, die Leistung nicht nur am LDL-Wert misst, sondern an der realen Lebensqualität. Eine Wissenschaft, die fragt, wem ein Medikament wirklich nützt – und wem es schadet.

Und eine Politik, die den Mut hat, gesundheitliche Wahrheit über wirtschaftliche Interessen zu stellen. Das wird in der aktuellen System-Situation aber sicher nicht geschehen. Pharma und Politik sind über die Jahrzehnte einfach zu sehr wirtschaftlich verwoben.

Daher sind Bücher wie auch dieses hier, ein immer wieder wichtiger Aufklärer, damit die Menschen zumindest auf diesem Weg über die Wahrheiten informiert und aufgeklärt werden.

Quellen & Literatur (Auswahl):

- Golomb, B.A. et al. (2004). Statin use and adverse effects: patient reports. *Arch Intern Med.*

- Mayo Clinic Proceedings (2014): Muscle pain under statin treatment.

- Petrov, A.M. et al. (2011). Statins and CNS: Mechanisms and clinical relevance. *Neuroscience Letters.*

- Journal of Sexual Medicine (2010). Statins and sexual dysfunction: a meta-analysis.

- FDA Safety Communication (2012): Cognitive side effects of statins.

- American Journal of Cardiology (2006): Statin-induced reduction in exercise capacity.

- Lancet (2010). Statins and risk of developing diabetes: a meta-analysis.

- Multipolar (2022). *Kollateralschaden Statine.*

- Rubikon (2021). *Erschöpfte Gesellschaft – wie Medikamente uns schwächen.*

- Medinside.ch (2023). *Langzeitfolgen der Statintherapie.*

Kapitel 18

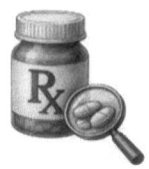

Cholesterinsenkung erhöht das Krebsrisiko – Fakten, die man verschweigt

Die Debatte um Cholesterin dreht sich in der öffentlichen Wahrnehmung fast ausschließlich um Herzinfarkt, Schlaganfall und Gefäßverkalkung. Doch es gibt ein weiteres, kaum beachtetes Kapitel in der Geschichte der Cholesterinsenkung – und es ist eines der brisantesten: der Zusammenhang zwischen niedrigem Cholesterin und einem erhöhten Krebsrisiko.

Während Statine von offizieller Seite als sichere Präventionsmedikamente dargestellt werden, zeigen viele unabhängige Studien eine alarmierende Verbindung zwischen massiver Cholesterinsenkung und onkologischen Erkrankungen.

Dieses Kapitel beleuchtet die Fakten, die systematisch verdrängt werden – und stellt unbequeme Fragen zu einem Tabu in der Lipidtherapie.

Die ersten Hinweise auf einen möglichen Zusammenhang stammen nicht aus kleinen Nischenstudien, sondern aus großen, randomisierten, placebokontrollierten Untersuchungen. Bereits in der PROSPER-Studie, einer Untersuchung mit über 5.800 Probanden über 70 Jahren, zeigte sich eine signifikante Zunahme von Krebsfällen in der Statin-Gruppe im Vergleich zur Placebogruppe.

Auch die CARE-Studie dokumentierte einen auffälligen Anstieg von Brustkrebsfällen in der mit Pravastatin behandelten Gruppe. Dennoch wurde das Ergebnis in der offiziellen Auswertung als „nicht kausal" abgetan.

Derartige „nicht-signifikante" Ergebnisse häufen sich in der Statinforschung. Kritiker wie Dr. Uffe Ravnskov und Prof. Peter C. Gøtzsche werfen der Pharmaindustrie vor, genau auf diese statistische Grauzone zu setzen: Nebenwirkungen, die sich nicht mit 95-prozentiger Wahrscheinlichkeit als „ursächlich" beweisen lassen, werden einfach ignoriert – auch wenn sie klinisch sehr wohl relevant sind.

Ein systematischer Review im *Journal of the American Medical Association* (JAMA, 2007) analysierte zwölf große Statinstudien und stellte fest, dass in mehreren davon die Krebsraten in der Behandlungsgruppe höher waren – vor allem bei gastrointestinalen, hepatischen und hämatologischen Tumoren.

Besonders auffällig war dies in der SEAS-Studie, in der Patienten mit Aortenstenose Statine erhielten und im weiteren Verlauf eine erhöhte Krebsinzidenz zeigten.

Ein möglicher Mechanismus liegt in der Wirkung der Statine auf den Mevalonat-Stoffwechselweg. Dieser ist nicht nur für die Cholesterinsynthese verantwortlich, sondern auch für die Regulation des Zellwachstums, die Reparatur von DNA-Schäden und die Apoptose (programmierter Zelltod). Wird dieser Weg pharmakologisch blockiert, können Zellen entarten – insbesondere solche mit hoher Teilungsrate.

Eine experimentelle Studie von Dr. Hiroshi Okuyama (2015), veröffentlicht in *Expert Review of Clinical Pharmacology*, beschreibt detailliert, wie Statine über die Blockade des Mevalonatweges pro-onkogene Wirkungen entfalten können.

Die Autoren warnen davor, dass eine langfristige Statintherapie das Risiko für bestimmte Krebsarten, insbesondere Leber- und Hautkrebs, erhöhen könnte.

Besorgniserregend ist auch die Diskrepanz zwischen Studienergebnissen und klinischer Praxis. Während kontrollierte Studien oft nur über wenige Jahre laufen, nehmen viele Menschen Statine jahrzehntelang ein.

Die Frage nach Langzeitfolgen – insbesondere krebsspezifischer – wurde nie ausreichend beantwortet. Es gibt keine randomisierte, unabhängige Studie, die den Effekt einer 20-jährigen Statintherapie auf das Krebsrisiko untersucht hat.

Alternative Quellen wie das Online-Magazin *Multipolar*, das Portal *Swiss Policy Research* oder der Medizinjournalist Ray Moynihan berichten seit Jahren über Hinweise auf verschleierte Krebsrisiken durch Cholesterinsenkung.

Sie zitieren unter anderem die WOSCOPS-Studie (1995), in der Männer mit niedrigem Cholesterinwert eine auffällig hohe Tumorrate aufwiesen – auch hier wurde der Zusammenhang offiziell relativiert.

Epidemiologisch fällt auf, dass Bevölkerungsgruppen mit besonders niedrigen Cholesterinwerten – etwa in Südostasien – trotz niedriger Herzinfarktraten eine relativ hohe Krebsinzidenz aufweisen. Auch eine Analyse von WHO-Daten aus über 50 Ländern legt nahe: Es besteht eine inverse Korrelation zwischen Cholesterin und Krebsmortalität – je niedriger das Cholesterin, desto höher das Sterberisiko durch Krebs.

Diese Zusammenhänge werden von der offiziellen Medizin meist ignoriert oder bagatellisiert. Das Argument lautet oft: „Es gibt keinen Beweis für einen kausalen Zusammenhang." Doch die Häufung der Hinweise, die biologische Plausibilität und die klinische Beobachtung sprechen eine andere Sprache.

Vor allem, wenn man bedenkt, dass Krebs ein multifaktorielles Geschehen ist – bei dem jede Störung zellulärer Regulationsprozesse ein Risiko darstellt.

Die öffentliche Gesundheitskommunikation meidet das Thema weitgehend. In Patientenbroschüren, Informationsveranstaltungen oder Fachfortbildungen werden Krebsrisiken durch Statine so gut wie nie erwähnt.

Im Gegenteil: Teilweise wird sogar suggeriert, dass Statine krebsprotektiv wirken könnten – eine Behauptung, die auf selektiven Auswertungen beruht und durch die Gesamtstudienlage nicht gedeckt ist.

Auch Fachgesellschaften halten sich bedeckt. In den Leitlinien der European Society of Cardiology (ESC) oder der Deutschen Gesellschaft für Kardiologie wird die Möglichkeit eines erhöhten Krebsrisikos durch Statine bestenfalls in einer Fußnote erwähnt – wenn überhaupt.

131

Dabei wäre es ihre Aufgabe, aufzuklären statt zu beschwichtigen.

Ein weiterer kritischer Punkt ist die medikamentöse Senkung des Cholesterins auf sehr niedrige Zielwerte – unter 70 oder gar unter 50 mg/dl. Diese „aggressive Lipidsenkung" wird heute als Goldstandard empfohlen – ohne Langzeitdaten, die die Sicherheit solcher Werte belegen.

Der Körper hat in seiner Evolution niemals derart niedrige Cholesterinspiegel vorgesehen. Es ist nicht bekannt, welche Auswirkungen dies auf Zellteilung, Hormonhaushalt und DNA-Reparatur hat.

Besonders betroffen sind vulnerable Gruppen: ältere Menschen, bereits vorerkrankte Patienten, hormonell sensible Personen (z. B. Frauen in der Menopause) und Menschen mit genetischer Disposition zu bestimmten Tumoren. Bei ihnen kann die Cholesterinsenkung als zusätzlicher Trigger wirken – ohne dass dies in der Risikobewertung berücksichtigt wird.

Zudem gibt es Hinweise darauf, dass Statine die körpereigene Abwehr gegen entartete Zellen schwächen können. Die Immunantwort – insbesondere die Funktion von natürlichen Killerzellen und T-Lymphozyten – ist abhängig von einer intakten Zellmembran, deren Struktur wesentlich durch Cholesterin bestimmt wird.

Eine reduzierte Cholesterinverfügbarkeit kann somit die Krebsüberwachung durch das Immunsystem beeinträchtigen.

Es ist daher höchste Zeit für eine wirklich offene Debatte. Die Fragen, die gestellt werden müssen, lauten:

- Warum wird der Zusammenhang zwischen Cholesterinsenkung und Krebsrisiko nicht offensiv erforscht?

- Warum werden Patienten über diese Möglichkeit nicht aufgeklärt?

- Warum werden Studien, die Hinweise auf dieses Risiko enthalten, regelmäßig als „nicht signifikant" entwertet?

Der Mensch hat ein Recht auf vollständige Information. Wer ein Medikament einnimmt – oft jahrelang – muss wissen, welche Risiken er tatsächlich eingeht.

Die selektive Informationspolitik der Industrie, gestützt von Behörden und Fachgesellschaften, ist mit ethischen Grundsätzen unvereinbar.

Es geht hier um Wissenschaft und um die Verantwortung, die sich aus ihr ergibt.

Wenn die Hinweise auf ein erhöhtes Krebsrisiko durch Cholesterinsenkung derart konsistent sind, dürfen sie nicht länger ignoriert werden. Das es jedoch aktuell noch immer weiter passiert – die monetären Gründe liegen auf der Hand.

Quellen & Literatur (Auswahl):

- WOSCOPS Study Group (1995). *West of Scotland Coronary Prevention Study.*

- Ridker, P.M. et al. (2008). *JUPITER trial.* NEJM.

- Okuyama, H. et al. (2015). *Statins stimulate atherosclerosis and heart failure: pharmacological mechanisms.* Expert Rev Clin Pharmacol.

- Golomb, B.A. (2014). *Adverse effects of statins – cognitive, muscular, and oncologic.* Am J Cardiovasc Drugs.

- PROSPER Study (2002). *Lancet.*

- JAMA Meta-Analysis (2007). *Cancer incidence and statin use.*

- Multipolar (2022). *Cholesterin senken – Krebsrisiko erhöhen?*

- Swiss Policy Research (2021). *Statine und Onkologie.*

- Ravnskov, U. (2016). *The cholesterol campaign is a failure.* J Lipid Nutr.

- Rubikon (2020). *Die Schattenseite der Lipidsenkung.*

Kapitel 19

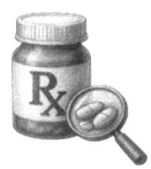

Gesundheit als Geschäftsmodell – Chronisch Kranke als Zielgruppe

Die Gesundheitsindustrie spricht gern von Prävention, Heilung, Fortschritt. Doch was ist, wenn sich ein wirtschaftlich motiviertes System etabliert hat, das gar nicht an der Gesundung von Menschen interessiert ist – sondern an ihrer langfristigen Einnahme von Medikamenten? Was, wenn der wahre Motor hinter der modernen Medizin nicht Heilung, sondern Dauerbehandlung heißt?

Dieses Kapitel offenbart die Strukturen, Strategien und Interessen, die aus Patienten chronisch Kranke machen – und aus Gesundheit ein Geschäftsmodell.

Statine sind dabei ein Paradebeispiel. Ursprünglich entwickelt zur Sekundärprävention bei Menschen mit hohem Herzinfarktrisiko, wurden sie im Laufe der Jahre immer breiter verschrieben – inzwischen auch zur sogenannten Primärprävention bei gesunden Menschen mit nur leicht erhöhtem LDL-

Cholesterin. Die Zielgruppe wurde ausgeweitet, die Einnahmedauer verlängert, die Grenzwerte gesenkt.

Das Resultat: Millionen Menschen nehmen Statine – nicht für einen klaren therapeutischen Nutzen, sondern zur „Sicherheit". Genau diese Unsicherheit ist Teil des Geschäftsmodells.

Die Pharmaindustrie lebt nicht von gesunden Menschen, sondern von Patienten. Und am lukrativsten sind Patienten, die nie vollständig gesund werden – aber auch nicht akut sterben. Menschen mit chronischen Erkrankungen oder vermeintlichen Risikofaktoren sind ideale Kunden:

Sie brauchen regelmäßig ärztliche Kontrolle, nehmen Medikamente ein, besuchen Fachärzte, lassen Blutwerte kontrollieren – und füttern damit ein gigantisches medizinisches Ökosystem.

Statine sind in dieser Logik perfekt: Sie werden präventiv gegeben, meist ohne spürbare Wirkung für den Patienten, aber mit regelmäßiger Einnahme über Jahre oder Jahrzehnte. Die Kontrolle erfolgt über einfache Laborwerte (LDL), die sich leicht messen und interpretieren lassen. Der Erfolg wird an Zahlen festgemacht – nicht am subjektiven Befinden.

Dass Nebenwirkungen wie Müdigkeit, Muskelschmerzen oder kognitive Einschränkungen oft nicht erkannt oder falsch zugeordnet werden, stabilisiert dieses System zusätzlich.

In seinem Buch „Tödliche Medizin und organisierte Kriminalität" beschreibt Peter C. Gøtzsche, wie die

136

Pharmaindustrie systematisch gesunde Menschen in Patienten verwandelt – durch Grenzwertsenkung, Risikokommunikation und Krankheitserfindung. Das Konzept der „Disease Mongering" (Krankheitsvermarktung) ist längst Teil der medizinischen Realität. Cholesterin als Risikofaktor eignet sich besonders gut:

Es verursacht keine Symptome, ist einfach zu messen – und erzeugt Angst.

Diese Angst ist kein Zufallsprodukt. Medienberichte über den „stillen Killer Cholesterin", Krankenkassenbroschüren mit mahnenden Schlagzeilen und von Pharmafirmen gesponserte Aufklärungskampagnen vermitteln:

Nur wer seinen Cholesterinwert kennt (und senkt), lebt sicher. Dabei wird kaum kommuniziert, dass viele Studien den Nutzen von Statinen bei gesunden Menschen stark relativieren.

Die Grenzwerte für „normales" LDL wurden in den letzten Jahrzehnten mehrfach gesenkt – nicht aufgrund neuer biologischer Erkenntnisse, sondern durch Empfehlungen von Gremien, in denen oft Interessenvertreter der Industrie sitzen.

In den USA senkte das National Cholesterol Education Program (NCEP) 2001 die LDL-Grenze auf unter 100 mg/dl. Ein späterer Bericht zeigte: Acht der neun Mitglieder des zuständigen Panels hatten finanzielle Verbindungen zu Statinherstellern.

Diese Praxis ist nicht auf die USA beschränkt. Auch in Europa, Deutschland und der Schweiz sind zahlreiche Fachgesellschaften, Fortbildungen und Leitlinienkommissionen eng mit der Industrie verflochten. Die Deutsche Gesellschaft für Kardiologie erhielt zwischen 2015 und 2021 mehrere Millionen Euro von Pharmaunternehmen – unter anderem von Pfizer, Sanofi, MSD und AstraZeneca.

Viele ihrer Experten schreiben an den Leitlinien zur Cholesterinsenkung mit und bestimmen sie auf diese Weise ganz direkt.

Das Ergebnis ist ein Teufelskreis: Die Leitlinien fordern breitere Statinverschreibungen, die Ärzte setzen sie um, die Labore kontrollieren regelmäßig, die Patienten nehmen die Medikamente – oft ohne je zu erfahren, ob sie davon wirklich profitieren.

Und bei jeder Routinekontrolle wird erneut ein Grenzwert ins Feld geführt, um die Therapie zu verlängern oder gar auszubauen.

Alternative Medien wie *Multipolar*, *Swiss Policy Research*, *Rubikon* oder das *Arznei-Telegramm* veröffentlichen regelmäßig fundierte Analysen über diese Zusammenhänge.

Sie zeigen, wie hinter der Fassade einer evidenzbasierten Medizin oft wirtschaftliche Interessen dominieren – und wie schwer es für kritische Stimmen ist, sich Gehör zu verschaffen.

Ein Beispiel: Die Cochrane Collaboration, bekannt für ihre unabhängigen Metaanalysen, veröffentlichte

2011 eine Auswertung zur Primärprävention mit Statinen.

Ergebnis: Es gebe keine ausreichende Evidenz, um gesunden Menschen zur Statintherapie zu raten. Nach massiven Protesten aus Fachkreisen wurde die Bewertung 2013 „überarbeitet" – mit deutlich industriefreundlicherem Tenor.

Auch die sogenannte „Polypill"-Strategie ist Teil dieses Geschäftsmodells. Dabei wird eine Kombination aus Statin, Blutdrucksenker, ASS und Folsäure an Menschen ohne konkrete Erkrankung gegeben – als Rundumprävention.

Diese Idee wird massiv von WHO-nahen Organisationen beworben, obwohl es keine Langzeitdaten zur Sicherheit und Wirksamkeit dieser Therapie gibt.

Das Ziel: möglichst viele Menschen frühzeitig in ein Therapieschema zu bringen – und sie dort zu halten. Gesundheitschecks, Vorsorgekampagnen und Laboruntersuchungen dienen dabei oft nicht der Aufklärung, sondern der Rekrutierung von Kunden.

Das Ideal ist der „Patient ohne Krankheit", der aus Angst dauerhaft behandelt wird.

Der Mensch als Umsatzfaktor, als Abonnent der Pharmaindustrie – diese Logik hat längst Einzug in die Gesundheitssysteme gehalten.

Die Digitalisierung der Medizin, elektronische Patientenakten, Big Data und KI-gestützte

Risikovorhersagen könnten dieses Geschäftsmodell künftig noch effizienter machen: Je früher ein Mensch als „Risikofall" identifiziert wird, desto länger kann er behandelt werden.

Doch es gibt auch Widerstand. Initiativen wie MEZIS (Mein Essen zahl ich selbst), die Arzneimittelkommission der deutschen Ärzteschaft oder unabhängige Wissenschaftler wie John Ioannidis fordern mehr Transparenz, weniger Einflussnahme und eine Rückkehr zur patientenzentrierten Medizin.

Ihr Credo: Medizin muss heilen, nicht verwalten. Und erst recht nicht aus Profitgründen therapieren.

Was wir brauchen, ist eine grundlegende Neuorientierung:

- Eine Abkehr vom Dogma der Risikozahlen.

- Eine Konzentration auf Lebensqualität statt Laborwerte.

- Eine transparente Kennzeichnung aller Interessenkonflikte.

- Eine öffentliche Debatte über die Rolle der Industrie in der Medizin.

Gesundheit darf kein Geschäftsmodell sein. Und chronische Krankheit darf nicht zum Dauerstatus erklärt werden, nur weil sie sich wirtschaftlich lohnt.

Wer mit Krankheit unnötig und gezielt Abonnenten generiert, handelt kriminell.

Es ist an der Zeit, die Ökonomie aus der Diagnostik zu nehmen – und den Menschen wieder in den Mittelpunkt zu stellen.

Quellen & Literatur (Auswahl):

- Gøtzsche, P. (2013). *Tödliche Medizin und organisierte Kriminalität.* Riva Verlag.

- Moynihan, R. (2005). *Selling Sickness.* Nation Books.

- Multipolar (2023). *Die Industrie der Dauerpatienten.*

- Rubikon (2021). *Die Vermarktung von Krankheit.*

- Arznei-Telegramm (2020–2023). Kritische Kommentare zur Statinverordnung.

- Swiss Policy Research (2022). *Statine – zwischen Prävention und Profit.*

- BMJ (2011 & 2013). Cochrane Reviews zur Primärprävention mit Statinen.

- Transparency International (2021). *Pharma-Finanzierung medizinischer Gremien.*

- MEZIS e.V. – Initiative für unabhängige Ärzteschaft.

Kapitel 20

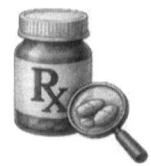

Gesponserte Wissenschaft – Wenn Forschung zur Werbeplattform wird

Wissenschaft soll unabhängig, objektiv und der Wahrheit verpflichtet sein. So zumindest lautet das Idealbild, das Universitäten, Forschungsinstitute und medizinische Fachgesellschaften gern von sich selbst zeichnen.

Doch wie viel ist davon noch übrig, wenn finanzielle Interessen ins Spiel kommen? Wenn ganze Studien von Pharmaunternehmen finanziert, ausgewertet und sogar mitverfasst werden? Wenn das Ziel nicht mehr Erkenntnis, sondern Absatz ist?

Dieses Kapitel zeigt, wie die wissenschaftliche Unabhängigkeit untergraben wird – und warum aus medizinischer Forschung immer häufiger Marketing wird.

Beginnen wir mit einem Blick in die Realität: Laut einer Untersuchung der Zeitschrift *PLoS Medicine* aus dem Jahr 2010 waren rund 75 % aller in großen Fachzeitschriften veröffentlichten klinischen Studien zu Medikamenten von der Industrie gesponsert.

Eine weitere Analyse ergab: Industriefinanzierte Studien kommen deutlich häufiger zu positiven Ergebnissen – selbst bei Medikamenten, deren Wirksamkeit umstritten ist. Eigentlich völlig klar, oder?

Der Grund ist klar: Wer bezahlt, erwartet Resultate. Und wer die Daten besitzt, kontrolliert die Interpretation.

Im Fall der Statine ist die Abhängigkeit besonders auffällig. Die großen klinischen Studien, die als Belege für den Nutzen der Cholesterinsenker dienen – 4S, HPS, JUPITER, PROVE-IT, TNT – wurden allesamt von den jeweiligen Herstellern finanziert.

In vielen Fällen hatten die Studienautoren direkte finanzielle Beziehungen zu den Unternehmen – als Berater, Vortragende oder durch Forschungsgelder. Dass unter diesen Umständen kritische Ergebnisse zustande kommen, ist eher unwahrscheinlich.

Noch problematischer wird es, wenn man sich anschaut, wer die Studien tatsächlich schreibt. Der Begriff „Ghostwriting" bezeichnet die Praxis, bei der ein Pharmakonzern den Inhalt eines Artikels vorgibt, dieser aber unter dem Namen eines angesehenen Forschers veröffentlicht wird.

Laut einer Enthüllung der *New York Times* aus dem Jahr 2009 war diese Praxis bei Studien zu Hormonersatztherapie, Antidepressiva und Statinen weit verbreitet. Wissenschaftler wurden bezahlt, um ihren Namen unter Texte zu setzen, die PR-Agenturen im Auftrag der Industrie verfasst hatten.

Ein weiteres Instrument der Einflussnahme sind sogenannte „Publication Plans". Dabei erstellen

Pharmakonzerne strategische Veröffentlichungspläne, in denen genau festgelegt wird, wann welche Studie in welcher Zeitschrift mit welcher Botschaft erscheint. Ziel ist nicht die Verbreitung von Wissen, sondern die gezielte Steuerung der Wahrnehmung in der Fachwelt. Studien mit negativen Ergebnissen werden dabei häufig gar nicht publiziert – oder in unbedeutenden Fachjournalen versteckt.

Diese Praxis der selektiven Publikation – auch „Publication Bias" genannt – hat fatale Folgen. Eine Metaanalyse im *BMJ* (British Medical Journal, 2012) zeigte, dass bis zu 50 % aller klinischen Studien nie veröffentlicht werden – insbesondere dann nicht, wenn sie keine positiven Ergebnisse zeigen.

Die medizinische Literatur wird dadurch systematisch verzerrt. Ärzte, die sich auf Fachartikel verlassen, erhalten ein geschöntes Bild der Realität.

Ein besonders dreistes Beispiel ist die JUPITER-Studie (2008), die angeblich den Nutzen von Rosuvastatin in der Primärprävention zeigte. Die Studie wurde vom Hersteller AstraZeneca finanziert, das Design mitentwickelt, die Daten kontrolliert – und die Publikation mitgestaltet. Kritiker wie Dr. Michel de Lorgeril weisen seit Jahren darauf hin, dass die Ergebnisse statistisch aufgebauscht und die klinische Relevanz übertrieben wurden.

Die absolute Risikoreduktion lag bei unter 1 %, die Nebenwirkungen wurden verharmlost.

Auch Fachgesellschaften spielen eine fragwürdige Rolle. Viele medizinische Leitlinien werden von Kommissionen erarbeitet, deren Mitglieder enge Kontakte zur Industrie haben.

Eine Analyse der *University of Toronto* (2013) ergab, dass in über 60 % der Leitlinienautoren zu Cholesterinsenkern finanzielle Verbindungen zu Pharmaunternehmen bestanden. Trotzdem werden sie als „unabhängige Expertenmeinung" präsentiert.

Diese Verflechtungen haben Konsequenzen. Die Schwelle, ab der ein Cholesterinwert als behandlungsbedürftig gilt, wurde in den letzten 20 Jahren mehrfach gesenkt – jeweils im Anschluss an neue Studien und neue Medikamente.

Die Botschaft: Je niedriger, desto besser. Dass diese Strategie nicht durch unabhängige Langzeitstudien gedeckt ist, wird kaum thematisiert.

Alternative Medien wie *Multipolar*, *Rubikon*, *Swiss Policy Research* oder *Arznei-Telegramm* dokumentieren seit Jahren die systematische Unterwanderung der Wissenschaft durch wirtschaftliche Interessen. Sie berichten über Konferenzen, bei denen Präsentationen von Pharmafirmen bezahlt werden, über Studien, die nur auf dem Papier existieren, über Meinungsführer, die faktisch PR-Arbeit leisten.

Ihre Berichte zeichnen ein Bild einer Wissenschaft, die sich immer weiter von ihrer ursprünglichen Aufgabe entfernt.

Besonders problematisch ist auch die Rolle medizinischer Fachzeitschriften. Viele der großen Journale – darunter *The Lancet*, *NEJM* oder *JAMA* – generieren erhebliche Einnahmen durch den Abdruck von industriefinanzierten Studien, durch Werbung oder durch den Verkauf von Nachdrucken.

Ein positiver Artikel über ein neues Medikament kann Millionen einbringen – wenn er von einem Konzern großflächig als Werbematerial verteilt wird.

Die Chefredakteurin des *New England Journal of Medicine*, Dr. Marcia Angell, äußerte sich bereits 2004 resigniert: „Es ist einfach nicht mehr möglich, viel von dem, was in klinischen Studien veröffentlicht wird, zu glauben." Sie sprach offen von einer „Kaufwissenschaft", in der die Grenze zwischen Forschung und Marketing verschwimmt.

Was bedeutet das für die Patienten? Sie erhalten Empfehlungen, die nicht auf unabhängiger Evidenz basieren, sondern auf gesponserten Daten.

Sie werden mit Grenzwerten konfrontiert, die politisch und wirtschaftlich motiviert sind. Sie werden mit Medikamenten behandelt, deren Nutzen überschätzt und deren Risiken unterschätzt werden.

Die Glaubwürdigkeit der Medizin steht auf dem Spiel. Wenn die Forschung zur PR-Plattform wird, verliert der Patient seine Orientierung. Wenn das Vertrauen in Studien, Leitlinien und Experten erschüttert wird, leidet die ganze Gesellschaft.

Was wir brauchen, ist ein grundlegender Kurswechsel:

- Studien müssen unabhängig finanziert werden.

- Interessenkonflikte müssen vollständig offengelegt werden.

- Negative Studien dürfen nicht länger unterdrückt werden.

- Leitlinienkommissionen dürfen keine Industriekontakte haben.

- Fachzeitschriften müssen sich von kommerziellen Abhängigkeiten lösen.

Nur so kann die Wissenschaft ihre Unabhängigkeit zurückerlangen. Nur so kann die Medizin wieder ihrem eigentlichen Ziel dienen: dem Wohle des Patienten. Die Entflechtung von Forschung und Marketing ist keine Option – sie ist eine Notwendigkeit.

Quellen & Literatur (Auswahl):

- Angell, M. (2004). *The Truth About the Drug Companies.* Random House.

- JAMA (2010). Funding sources and outcome bias in clinical trials.

- BMJ (2012). Missing clinical trial data and publication bias.

- de Lorgeril, M. (2009). *Cholesterol and Statins: Sham Science and False Promises.*

- PLoS Medicine (2010). *How industry sponsors influence medical literature.*

- Multipolar (2022). *Forschung im Dienst des Profits.*

- Rubikon (2021). *Krank durch gekaufte Studien.*

- Swiss Policy Research (2023). *Die Wissenschaft als PR-Abteilung.*

- Transparency International (2021). *Industry Influence in Medical Research.*

Kapitel 21

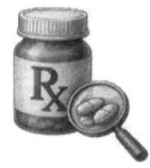

Die Doppelmoral der Margarine- und Pharmaindustrie

Wenn es um Cholesterin geht, sind sich Pharma- und Nahrungsmittelindustrie erstaunlich einig: Es ist gefährlich, muss gesenkt werden – und zum Glück haben beide die passenden Produkte parat.

Die einen in Form von Medikamenten, die anderen in Form von Lebensmitteln. Während also auf der einen Seite Statine verordnet werden, um den Cholesterinspiegel zu senken, verkaufen die anderen Margarineprodukte, die mit Pflanzensterinen oder Omega-3-Fettsäuren angereichert sind. Beide Seiten geben vor, für die Gesundheit der Menschen zu arbeiten.

Doch bei genauerem Hinsehen zeigt sich ein doppelbödiges Spiel – eine Doppelmoral, die weniger mit Aufklärung zu tun hat, als mit systematisch gefördertem Geschäftssinn.

In diesem Kapitel werfen wir einen kritischen Blick auf die jahrzehntelange Allianz zwischen Pharma- und

Lebensmittelindustrie, hier insbesondere der Margarineindustrie.

Wir beleuchten, wie vermeintlich gesunde Lebensmittel zu industriell hochverarbeiteten Produkten mutierten, wie Grenzwerte manipuliert wurden, um neue Märkte zu schaffen, und wie die Angst vor Cholesterin zur profitabelsten Marketingstrategie der modernen Ernährungsgeschichte wurde.

Die Geburt eines Mythos

Die Geschichte beginnt in der Mitte des 20. Jahrhunderts. Ancel Keys, ein US-amerikanischer Ernährungswissenschaftler, präsentierte seine berühmte „Seven Countries Study", in der er einen Zusammenhang zwischen gesättigten Fettsäuren, Cholesterinspiegel und Herzkrankheiten herzustellen versuchte.

Was kaum bekannt ist:

Keys ignorierte Daten aus Ländern, die diesem Narrativ widersprachen – zum Beispiel Frankreich oder Deutschland. Stattdessen stützte er sich auf Länder, deren Essgewohnheiten seine These untermauerten.

Diese selektive Datenauswahl wurde nie kritisch hinterfragt. Im Gegenteil: Sie wurde zum Startschuss einer weltweiten Anti-Fett-Kampagne. Gesättigte Fette wurden dämonisiert, pflanzliche Fette – insbesondere Margarine – als Heilsbringer gefeiert.

Die Lebensmittelindustrie reagierte prompt: Butter wurde ersetzt, Pflanzenöle industrialisiert, Margarine „gesund". Parallel dazu erlebten cholesterinsenkende Medikamente ihren Aufstieg – auf beiden Seiten ein lukratives Geschäft.

149

Von der Butter zur Margarine – ein industrielles Märchen

Während Butter ein traditionell hergestelltes Naturprodukt ist, basiert Margarine auf der industriellen Verarbeitung von Pflanzenölen – meist Soja-, Sonnenblumen- oder Rapsöl.

Diese Öle sind nicht nur häufig gentechnisch verändert, sondern werden unter hohem Druck und mit Lösungsmitteln wie Hexan extrahiert. Anschließend werden sie gehärtet, emulgiert, gefärbt und mit künstlichen Vitaminen versetzt.

In den 1980er- und 90er-Jahren wurde Margarine mit Pflanzensterinen angereichert – pflanzlichen Substanzen, die dem Cholesterin strukturell ähneln und dessen Aufnahme im Darm hemmen sollen. Produkte wie „Becel pro.activ" oder „Flora pro.activ" wurden mit großem Werbeaufwand auf den Markt gebracht – angeblich zur aktiven Senkung des Cholesterinspiegels.

Was in den Werbespots nicht erwähnt wurde: Die tatsächliche Senkung des Cholesterins durch Pflanzensterine ist minimal, die klinische Relevanz unklar. Studien zeigten, dass die regelmäßige Einnahme zwar den LDL-Wert um wenige Prozent senkt – ob das aber das Herzinfarktrisiko senkt, ist nie belegt worden.

Die Europäische Behörde für Lebensmittelsicherheit (EFSA) genehmigte die Health Claims – unter dem Druck der Industrie – dennoch.

Gleichzeitig tauchten Studien auf, die Pflanzensterinen eine mögliche Förderung von Arteriosklerose unterstellten. In Tiermodellen kam es zu Gefäßveränderungen, wenn die Sterinzufuhr erhöht war.

Die Deutsche Gesellschaft für Ernährung (DGE) warnte 2012 in einer Stellungnahme vor einer unkontrollierten Einnahme solcher Produkte – insbesondere bei Kindern, Schwangeren und Menschen ohne diagnostizierte Hypercholesterinämie.

Doch diese Warnung verhallte weitgehend ungehört.

Der Schulterschluss mit der Pharmaindustrie

Was die Margarine- mit der Pharmaindustrie verbindet, ist ihr gemeinsames Ziel: die Senkung des Cholesterins. Während die einen Nahrung als Medizin verkaufen, verkaufen die anderen Medizin als präventive Notwendigkeit.

Es gibt wissenschaftliche Kooperationen, gemeinsame Veranstaltungen, gegenseitige Referenzierungen in Broschüren. Auch in ärztlichen Leitlinien wird nicht mehr nur das Statin empfohlen, sondern auch die „Ergänzung durch sterinreiche Produkte" – oft ohne Hinweis auf mögliche Risiken.

Ein Paradebeispiel ist Unilever, der Hersteller von Becel. Über Jahre hinweg arbeitete Unilever eng mit Kardiologen, Kliniken und Forschungseinrichtungen zusammen, um die vermeintliche Wirksamkeit seiner Produkte zu belegen. Studien wurden mitfinanziert, Fachkongresse gesponsert.

Gleichzeitig profitierten Pharmafirmen davon, dass Patienten durch diese Produkte „vortherapiert" wurden – mit dem Resultat, dass bei „unzureichender Wirkung" eben doch ein Statin verschrieben wurde.

Die Schnittstelle ist die Angst. Margarine- und Pharmakonzerne verkaufen keine Produkte – sie verkaufen

Beruhigung. Das Versprechen: Wer regelmäßig die „gesunde" Margarine isst oder brav seine Tabletten schluckt, schützt sich vor dem „stillen Killer Cholesterin".

Diese Angstrhetorik wird seit Jahrzehnten kultiviert – und ist das Fundament für ein Geschäftsmodell, das Milliarden bewegt.

Doppelmoral und fehlende Langzeitdaten

Besonders heuchlerisch ist, dass beide Industriezweige kaum belastbare Langzeitdaten für ihre Versprechen liefern. Weder ist belegt, dass der regelmäßige Konsum sterinreicher Margarineprodukte Herzinfarkte verhindert, noch dass die aggressive Senkung des LDL-Cholesterins bei Menschen ohne Vorerkrankung einen relevanten Nutzen bringt.

Dennoch werden die Produkte massiv beworben – mit Studien, deren Relevanz fragwürdig ist, oder mit „Expertenmeinungen", die oft industrienah sind.

Gleichzeitig werden mögliche Nebenwirkungen verschwiegen: Statine verursachen Muskelbeschwerden, kognitive Probleme und erhöhen das Diabetesrisiko. Pflanzensterine könnten das Gegenteil von dem bewirken, was sie versprechen.

Doch statt einer offenen Debatte dominiert das Narrativ: „Senken Sie Ihr Cholesterin – koste es, was es wolle."

Der Einfluss auf die Wissenschaft

Beide Industrien haben erheblichen Einfluss auf die Forschung. Die meisten Studien zu cholesterinsenkenden Lebensmitteln werden von den Herstellern selbst bezahlt. Auch bei pharmazeutischen Studien dominiert die industriefinanzierte Forschung. In beiden Fällen kontrollieren die Geldgeber das Studiendesign, die Interpretation und die Publikation. Kritische Ergebnisse verschwinden, positive werden hochgejazzt.

Selbst die „unabhängigen" Fachgesellschaften sind nicht unabhängig. Die Deutsche Herzstiftung, die Deutsche Gesellschaft für Kardiologie, die American Heart Association – sie alle erhalten regelmäßig hohe Geldbeträge von der Industrie.

Im Gegenzug verbreiten sie die Cholesterinangst und empfehlen Produkte und Medikamente, deren Nutzen zweifelhaft ist.

Die Rolle der Medien

Auch Medienhäuser profitieren. Anzeigen für „herzgesunde" Lebensmittel oder Medikamente füllen Seiten und Werbeblöcke. Redaktionen übernehmen PR-Meldungen ungeprüft, Gesundheitssendungen laden industrienahe Experten ein, kritische Stimmen werden marginalisiert.

Wer von Margarine als Industrieprodukt spricht oder Statine kritisch hinterfragt, gilt schnell als Verschwörungstheoretiker oder „unverantwortlich".

Dabei gäbe es viel zu diskutieren: Warum wird ein naturbelassenes Lebensmittel wie Butter verteufelt, während industriell veränderte Produkte als gesund gelten?

Warum verschweigen Beipackzettel mögliche Langzeitfolgen? Warum dürfen Pharmakonzerne und Nahrungsmittelhersteller gleichzeitig medizinische

Aufklärung betreiben – oft unter dem Deckmantel von „Patienteninformation"?

Eine neue Ethik ist nötig

Was wir brauchen, ist ein grundlegender Kurswechsel:

- Unabhängige Forschung ohne Industriegelder
- Klare Kennzeichnung aller Interessenkonflikte
- Transparente Kommunikation über Risiken und Nutzen
- Verbot von Health-Claims bei unbewiesener Langzeitwirkung
- Entkopplung medizinischer Aufklärung von Wirtschaftsinteressen

Die Doppelmoral der Margarine- und Pharmaindustrie zeigt sich überall dort, wo Gesundheit zur Ware wird.

Sie beginnt mit einem irreführenden Cholesterinbegriff, setzt sich fort in Grenzwertpolitik und endet in einem System, das aus Angst Profite schlägt.

Es ist Zeit, dem etwas entgegenzusetzen. Mit Aufklärung. Mit kritischem Denken. Und mit dem Mut, unbequeme Fragen zu stellen.

Quellen & Literatur (Auswahl):

- Gøtzsche, P. (2013). *Tödliche Medizin und organisierte Kriminalität.* Riva Verlag

- Ravnskov, U. (2010). *Fat and Cholesterol Are Good for You.* New Health Press

- BMJ (2012). *Lack of evidence for plant sterols in cardiovascular prevention*

- EFSA (2010–2012). Health Claims on plant sterols Evaluation reports

- Rubikon (2021). *Die Cholesterinlüge als Marketingstrategie*

- Swiss Policy Research (2022). *Margarine, Statine und die Angst als Geschäftsmodell*

- Multipolar (2023). *Herzgesund mit Pflanzenöl? Der Preis der Desinformation*

- DGE-Stellungnahme (2012): *Pflanzensterine – Nutzen und Risiken*

- Transparency International (2021). *Einflussnahme in der Ernährungsmedizin*

Kapitel 22

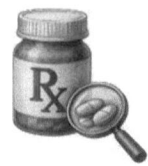

Wer profitiert von der Cholesterinlüge? Eine Spurensuche

Die Vorstellung, dass Cholesterin gefährlich sei und unbedingt gesenkt werden müsse, hat sich weltweit durchgesetzt. Millionen Menschen schlucken täglich Statine, meiden Eier und Butter, ersetzen sie durch Margarine oder „cholesterinfreie" Industrieprodukte.

Diese kollektive Angst vor einem körpereigenen Stoff ist kein Zufall – sie wurde geschaffen. Systematisch, über Jahrzehnte, mit viel Geld, politischem Einfluss und einer auf Effizienz getrimmten Medienmaschinerie. Doch wem nützt das eigentlich? Wer profitiert davon, dass ein natürlicher Bestandteil unseres Körpers zu einem Gesundheitsrisiko umetikettiert wurde?

Dieses Kapitel begibt sich auf Spurensuche – und trifft auf eine Allianz aus Industrie, Politik, Medizin und Medien, deren gemeinsames Interesse nicht primär das Wohl der Patienten ist, sondern die Sicherung milliardenschwerer Märkte.

1. Die Pharmaindustrie: Milliarden durch Statine

Der offensichtlichste Profiteur ist die pharmazeutische Industrie. Seit der Markteinführung der ersten Statine in den späten 1980er-Jahren ist eine der profitabelsten Medikamentengruppen aller Zeiten entstanden.

Statine wie Atorvastatin (Lipitor), Rosuvastatin (Crestor) oder Simvastatin waren über Jahre hinweg die umsatzstärksten Arzneimittel weltweit. Lipitor allein generierte für Pfizer mehr als 125 Milliarden US-Dollar.

Diese Erfolge wurden nicht allein durch Wirksamkeit erzielt – sondern durch gezielte Ausweitung der Zielgruppen. Ursprünglich zur Sekundärprävention bei Hochrisikopatienten gedacht, werden Statine heute in vielen Ländern bereits bei geringen LDL-Erhöhungen oder rein rechnerischen Risikoabschätzungen verordnet.

Die WHO schätzt, dass weltweit über 200 Millionen Menschen Statine einnehmen – viele davon ohne jemals einen Herzinfarkt oder Schlaganfall gehabt zu haben.

Die Rendite ist enorm. Ein Präparat mit geringer Herstellungskosten kann über Jahre oder Jahrzehnte verschrieben werden. Die „Kundenbindung" ist hoch – denn wer einmal als Risikopatient gilt, bleibt es oft lebenslang. Jede neue Studie, die einen (vermeintlichen) Vorteil zeigt, jeder gesenkte LDL-Grenzwert, jede aktualisierte Leitlinie vergrößert die Zielgruppe. Und damit die Einnahmen.

2. Die Margarine- und Nahrungsmittelindustrie: Gesundes Image, fette Gewinne

Parallel zur pharmazeutischen Statin-Offensive entwickelten Nahrungsmittelkonzerne ihre eigene „cholesterinsenkende" Produktpalette. Margarinehersteller wie Unilever (Becel), Nestlé oder Danone brachten in den 1990er- und 2000er-Jahren spezielle Lebensmittel mit zugesetzten Pflanzensterinen oder Omega-3-Fettsäuren auf den Markt – mit dem Versprechen, den Cholesterinspiegel zu senken und „herzgesund" zu wirken.

Diese Produkte kosten ein Vielfaches normaler Lebensmittel, suggerieren jedoch medizinischen Nutzen – eine Mischung, die für Verbraucher schwer durchschaubar ist. Klinisch relevante Effekte wurden nie unabhängig bestätigt.

Dennoch wurden Health Claims von Institutionen wie der EFSA genehmigt – häufig unter Lobbydruck der Hersteller.

Die Ernährungskampagnen gegen Butter, Eier und tierische Fette haben einen neuen Markt geschaffen: für „Funktional Food", Light-Produkte, Pflanzenöle und industrielle Ersatzstoffe. Es sind genau jene Industrien, die von der Verteufelung des Cholesterins profitieren – und damit vom Mythos selbst.

3. Die medizinischen Fachgesellschaften: Zwischen Wissenschaft und Industrie

Ein weniger offensichtlicher, aber zentraler Akteur in der Cholesterin-Erzählung sind medizinische Fachgesellschaften – insbesondere kardiologische Vereinigungen. Sie geben Leitlinien heraus, veranstalten Kongresse, bilden Ärzte weiter. Ihre Empfehlungen haben enormen Einfluss auf Therapieentscheidungen und die Wahrnehmung medizinischer Fakten.

Doch viele dieser Gesellschaften sind eng mit der Industrie verflochten. Die Deutsche Gesellschaft für Kardiologie etwa erhielt in den letzten Jahren Millionenbeträge von Pharmaunternehmen – häufig von jenen, die Statine oder cholesterinsenkende Medikamente vertreiben.

Mitglieder von Leitliniengremien stehen in finanziellen Verbindungen zu genau jenen Firmen, deren Produkte sie empfehlen. Ein Interessenkonflikt, der in kaum einem anderen Bereich so folgenreich ist.

Die ESC (European Society of Cardiology), die AHA (American Heart Association), die Deutsche Herzstiftung – sie alle tragen das Cholesterin-Dogma mit. Ihre Empfehlungen richten sich oft nicht nach den besten verfügbaren Daten, sondern nach der maximalen Marktverwertbarkeit.

4. Die Politik: Ein bequemes Narrativ

Auch die Politik spielt eine Rolle. Gesundheitsministerien, Krankenkassen, Ernährungsausschüsse – sie alle greifen auf Empfehlungen der Fachgesellschaften zurück. Das Cholesterin-Narrativ ist dabei besonders praktisch: Es lässt sich leicht kommunizieren („Senken Sie Ihren Cholesterinspiegel"), es basiert auf scheinbar harten Zahlen (LDL-Werte), und es suggeriert Handlungskompetenz („Tun Sie etwas für Ihr Herz").

Statt strukturelle Gesundheitsprobleme zu benennen – Bewegungsmangel, Stress, verarbeitete Lebensmittel, Umweltgifte – wird ein messbarer Blutwert zum Hauptfeind erklärt. Das ist bequem, unpolitisch, marktkonform. Und schützt die wahren Ursachen der Krankheitslast vor einer unbequemen Diskussion.

5. Die Medien: PR statt kritischer Journalismus

Die Verbreitung der Cholesterinlüge wäre ohne willige Medien nicht möglich gewesen. Seit Jahrzehnten veröffentlichen Zeitungen, Magazine und Fernsehsender Berichte über die „Gefahr durch Cholesterin". Dabei werden industrienahe Experten interviewt, PR-Meldungen übernommen, Zweifel kleingeredet. Kritische Stimmen finden kaum Gehör.

Der Grund liegt auf der Hand: Die Pharma- und Lebensmittelindustrie gehören zu den größten Werbekunden. Wer gegen Cholesterinprodukte schreibt, gefährdet Anzeigenbudgets.

Gleichzeitig fehlt es vielen Redaktionen an medizinischer Kompetenz – Studien werden nicht gelesen, Experten nicht hinterfragt. So entsteht ein Klima, in dem PR als Aufklärung durchgeht.

6. Die Labore: Diagnose als Geschäftsmodell

Ein weiterer, oft übersehener Profiteur ist die Labordiagnostik. Millionen Cholesterinmessungen pro Jahr, regelmäßige Blutkontrollen, Verlaufskontrollen der LDL-Werte – all das bringt kontinuierlich Geld. Jeder neu eingeführte Zielwert erzeugt Nachfrage. Die Etablierung von Risikorechnern (z. B. SCORE, PROCAM) stützt sich auf Laborparameter – und rechtfertigt neue Medikamente.

7. Die Versicherer: Risikomanagement statt Prävention

Krankenkassen und private Versicherer nutzen Cholesterinwerte als Surrogatmarker für Gesundheitsrisiken. Wer ein „zu hohes LDL" hat, gilt als

Risikopatient – selbst wenn sonst alles in Ordnung ist. Dieses Risikomanagement spart kurzfristig Kosten (z. B. durch Prämiensteuerung), schafft aber langfristig Patienten, die dauerhaft behandelt werden müssen.

8. Die Wissenschaft: Karriere durch Konformität

Auch die akademische Welt profitiert von der Cholesterinlüge – sofern sie mitspielt. Wer Studien zu Statinen veröffentlicht, hat Zugang zu Kongressen, Industriekooperationen und Forschungsgeldern. Kritische Forscher hingegen werden marginalisiert.

Die Karrieren vieler „Cholesterinexperten" basieren auf einer Industrie, die das Problem überhaupt erst geschaffen hat.

Ein Beispiel ist der deutsche Lipidologe Prof. Ulrich Laufs, einer der bekanntesten Statin-Befürworter im deutschsprachigen Raum. Seine Forschung wird regelmäßig von Pharmaunternehmen mitfinanziert, er publiziert in Journals, die selbst von Anzeigenkunden abhängig sind – und berät Gesundheitsbehörden.

9. Die Patienten: Angst als Therapiegrundlage

Die vielleicht tragischsten Profiteure sind die Patienten selbst – allerdings nicht im eigentlichen Sinne. Sie profitieren nicht gesundheitlich, sondern werden zu dauerhaften Kunden eines Systems gemacht, das sie in Angst hält. Ein leicht erhöhter LDL-Wert wird zur „Vorerkrankung" erklärt.

Ein Risikofaktor ersetzt die Diagnose. Prävention wird zum Einstieg in die Polypharmazie.

161

Patienten verlieren dabei nicht nur Geld, sondern Lebensqualität. Muskelbeschwerden, Müdigkeit, Libidoverlust, kognitive Probleme – all das wird in Kauf genommen, weil man glaubt, sich damit vor dem Herzinfarkt zu schützen.

Eine Illusion, genährt von Milliardenbudgets, interessengeleiteter Wissenschaft und politischer Bequemlichkeit.

Fazit: Eine perfekte Maschinerie

Die Cholesterinlüge ist keine Verschwörung – sie ist das Produkt eines Systems. Ein System, in dem wirtschaftliche Interessen die medizinische Wahrheit überlagern, in dem PR wichtiger ist als Pathophysiologie, in dem Angst als Marktstrategie dient.

Wer profitiert? Alle, die das Spiel mitspielen: Pharma, Lebensmittelkonzerne, Ärzte, Wissenschaftler, Medien, Labore, Politik. Wer verliert? Die Patienten. Und mit ihnen das Ideal einer ehrlichen, wissenschaftlich fundierten Medizin.

Es ist Zeit, dieses System zu hinterfragen. Nicht aus Misstrauen, sondern aus Verantwortung. Für eine Medizin, die heilt. Nicht verkauft.

Quellen & Literatur (Auswahl):

- Gøtzsche, P. (2013). *Tödliche Medizin und organisierte Kriminalität*. Riva Verlag

- Ravnskov, U. (2010). *Fat and Cholesterol Are Good for You*. New Health Press

- Moynihan, R. (2005). *Selling Sickness*. Nation Books

- BMJ (2012). *Statins and the Expansion of Risk Definitions*

- Rubikon (2021). *Cholesterin – Der erfundene Feind*

- Multipolar (2022). *Industrieinteressen in der Herzmedizin*

- Swiss Policy Research (2023). *Die Profiteure der Cholesterin-Angst*

- Arznei-Telegramm (laufend). Kritische Kommentare zu Statinen und Lipidtherapie

- Transparency International (2021). *Unabhängigkeit im Gesundheitswesen?*

- EFSA & DGE-Stellungnahmen zu Pflanzensterinen

Kapitel 23

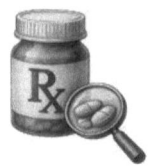

Die Systematik der Desinformation – So funktioniert gezielte Verwirrung

In einer Welt, in der Informationen in Echtzeit und millionenfach verfügbar sind, sollte Aufklärung einfacher denn je sein. Doch genau das Gegenteil ist der Fall: Noch nie war es schwieriger, Wahrheit von Manipulation zu unterscheiden. Gerade im Gesundheitswesen – wo Vertrauen, Daten und Interessen aufeinanderprallen – spielt gezielte Desinformation eine zentrale Rolle. Sie ist keine Nebenerscheinung, sondern Teil eines Systems.

Dieses Kapitel zeigt auf, wie Desinformation zur Strategie wurde, wie sie orchestriert wird – und welche Mechanismen verhindern, dass Menschen echte informierte Entscheidungen treffen können.

Desinformation – kein Zufall, sondern System

Der Begriff Desinformation wird oft mit Fake News oder alternativen Medien assoziiert. Doch im medizinischen Kontext ist Desinformation subtiler, strategischer – und oft institutionalisiert. Sie geschieht nicht durch plumpe Lügen, sondern durch Auslassungen, Halbwahrheiten, selektive Studieninterpretationen und strategisches Framing.

Besonders im Bereich der Cholesterinforschung lassen sich diese Techniken gut beobachten. Die Debatte um „gutes" und „schlechtes" Cholesterin, die einseitige Darstellung von Statinstudien, das Verschweigen von Nebenwirkungen – all das sind keine zufälligen Missverständnisse, sondern systematisch erzeugte Narrative.

Ihr Ziel: Kontrolle über das Meinungsbild, Einfluss auf Therapieentscheidungen – und die Sicherung von milliardenschweren Märkten.

Strategie 1: Kontrolle der Studienlage

Ein zentrales Element medizinischer Desinformation ist die Kontrolle darüber, was überhaupt erforscht und veröffentlicht wird. Studien mit negativen Ergebnissen werden zurückgehalten („publication bias"), Ergebnisse werden umformuliert („spin"), statistische Tricks genutzt („relative Risikoreduktion" statt absoluter Wirkung), und Studien werden so konzipiert, dass gewünschte Ergebnisse wahrscheinlicher werden.

Beispiel: In vielen Statinstudien wird die Wirksamkeit in relativen Zahlen dargestellt – etwa „Statine senken das Herzinfarktrisiko um 30 %".

Tatsächlich bedeutet das meist nur eine absolute Risikoreduktion von weniger als 1 %. Der Unterschied ist gewaltig – wird aber selten erklärt.

Strategie 2: Experten als Meinungsführer

Industrienahe Experten – sogenannte Key Opinion Leaders (KOLs) – spielen eine zentrale Rolle. Sie sitzen in

Leitliniengremien, geben Interviews, treten in Talkshows auf und beeinflussen mit ihrer Deutungshoheit das öffentliche Bild.

Ihre Nähe zur Industrie ist dabei oft kaum sichtbar – viele arbeiten offiziell für Universitäten, erhalten aber gleichzeitig Beraterhonorare, Forschungsgelder oder Vortragshonorare von Pharmakonzernen.

Ein Beispiel ist die Rolle der Deutschen Gesellschaft für Kardiologie (DGK), die regelmäßig Fördergelder von Statinherstellern erhält. Gleichzeitig verfasst sie Leitlinien, die Empfehlungen zur Cholesterinsenkung geben. Die Nähe zur Industrie wird zwar formal deklariert – in der Praxis jedoch ignoriert.

Strategie 3: Verengung des Diskurses

Eine weitere Methode ist die gezielte Verengung des wissenschaftlichen Diskurses. Nur bestimmte Theorien – etwa die Lipidhypothese – werden als „wissenschaftlich akzeptiert" dargestellt. Alternativen wie die Inflammationshypothese oder der Fokus auf Insulinresistenz gelten als randständig oder gar gefährlich.

Kritiker dieser Dogmen werden marginalisiert, diffamiert oder aus Publikationssystemen ausgeschlossen.

In der Cholesterindebatte ist diese Diskursverengung besonders ausgeprägt. Autoren wie Uffe Ravnskov, Malcolm Kendrick oder Michel de Lorgeril werden in Mainstream-Journalen kaum zitiert, obwohl sie fundierte, peer-reviewte Publikationen vorlegen.

Ihre Werke erscheinen in kleineren, unabhängigen Medien – und erreichen damit nicht das Fachpublikum.

Strategie 4: Nutzung der Medien

Desinformation braucht eine Plattform. Hier kommen die Massenmedien ins Spiel. Gesundheitsredaktionen greifen gern auf einfache Erklärungen zurück: „Cholesterin verstopft die Arterien" oder „Statine retten Leben". Diese Narrative sind eingängig – und journalistisch bequem.

Kritische Analysen erfordern Zeit, Expertise und Mut – und stören häufig das Anzeigengeschäft mit Pharma und Nahrungsmittelindustrie.

Nicht selten stammen Gesundheitsartikel direkt oder indirekt von PR-Agenturen, die im Auftrag von Konzernen agieren. Auch Gesundheitsportale wie Netdoktor, Apotheken Umschau oder Onmeda sind durch Werbeanzeigen, Sponsoring und redaktionelle Kooperationen eng mit der Industrie verflochten.

Sie verbreiten industriefreundliche Inhalte – mit wissenschaftlichem Anstrich.

Strategie 5: Begriffsverwirrung und Umdeutung

Ein besonders perfides Mittel ist die Umdeutung von Begriffen. So wurde aus LDL-Cholesterin der „stille Killer", aus Risiko ein Krankheitsetikett („präsymptomatische Diagnose") und aus Grenzwerten eine scheinbare medizinische Notwendigkeit.

Sprachliche Manipulation formt das Denken – und damit die Wahrnehmung von Gesundheit und Krankheit.

Auch das Konzept der „Primärprävention" wurde schleichend transformiert: Ursprünglich meinte es Lebensstiländerungen bei Gesunden.

Heute steht es für medikamentöse Therapie bei Menschen ohne Krankheit – allein auf Basis von Laborwerten oder Risikorechnern. Diese Umdeutung hat Millionen Menschen zu Patienten gemacht.

Strategie 6: Wissenschaftliches Framing

Desinformation im Medizinbetrieb funktioniert auch durch sogenanntes Framing – also die gezielte Auswahl und Rahmung von Informationen. Studien werden z. B. so präsentiert, dass Nutzen hervorgehoben und Risiken relativiert werden.

Nebenwirkungen erscheinen als Randbemerkung, positive Ergebnisse als „Durchbruch".

Beispiel: Die JUPITER-Studie zu Rosuvastatin. Die Studie zeigte eine relative Risikoreduktion von ca. 44 %, aber eine absolute von nur 0,9 %. Gleichzeitig stieg die Diabetesinzidenz in der Behandlungsgruppe an. Die Schlussfolgerung im Abstract: „Rosuvastatin significantly reduced cardiovascular events." Die Diabetessteigerung wurde kaum thematisiert.

Strategie 7: Zensur und Algorithmussteuerung

Im digitalen Raum kommt ein weiteres Element hinzu: algorithmische Steuerung. Suchmaschinen und soziale Netzwerke bevorzugen Inhalte, die dem „konsensbasierten" Wissen entsprechen. Kritische Beiträge, auch wenn sie fundiert sind, werden schlechter gerankt, gesperrt oder mit Warnhinweisen versehen.

Dies geschieht nicht durch böse Absicht – sondern durch automatisierte Prozesse, die auf „Verlässlichkeit" trainiert wurden.

Das Ergebnis: Eine strukturelle Unsichtbarkeit kritischer Informationen. Selbst wissenschaftlich fundierte Kritik an Statinen, Cholesterin oder Ernährung wird als „irreführend" markiert – auch wenn sie peer-reviewed publiziert ist.

Strategie 8: Medizinische Bildung als Filter

Die Desinformation beginnt nicht erst im öffentlichen Diskurs – sie beginnt in der Ausbildung. In medizinischen Lehrbüchern wird das Cholesterin-Dogma oft unkritisch übernommen. Die Geschichte der Lipidhypothese, ihre Widerlegung durch neuere Studien, alternative Erklärungsmodelle – all das findet kaum Raum.

Künftige Ärztinnen und Ärzte lernen: LDL ist schlecht. Statine sind sicher. Punkt.

Diese einseitige Bildung prägt Generationen von Medizinern – und erschwert kritisches Denken. Wer nie lernt, Fragen zu stellen, wird später auch keine stellen. Die Systematik beginnt also dort, wo eigentlich unabhängiges Denken gefördert werden müsste.

Strategie 9: Verunsicherung durch widersprüchliche Botschaften

Ein weiteres Merkmal gezielter Desinformation ist die Produktion von Widersprüchen. Studien, Empfehlungen und Medienberichte widersprechen sich regelmäßig. Mal ist Fett gefährlich, mal nicht. Mal helfen Statine, mal nicht.

Diese Inkonsistenz ist kein Zufall – sie erzeugt Unsicherheit. Und Unsicherheit erzeugt Anpassung: Viele Menschen folgen dann der dominanten Stimme – oft der der Industrie.

Diese Taktik nutzt ein psychologisches Phänomen: kognitive Dissonanz. Um die Spannung zwischen widersprüchlichen Informationen zu reduzieren, greifen Menschen auf einfache, autoritäre Erklärungen zurück.

Und genau diese werden ihnen von PR, Medien und Experten geliefert.

Fazit: Die Desinformationsarchitektur

Die Desinformation rund um Cholesterin ist kein Zufallsprodukt. Sie ist das Ergebnis jahrzehntelanger Strategien, orchestriert von Industrie, Wissenschaft, Politik und Medien. Sie funktioniert, weil sie subtil ist. Weil sie Vertrauen nutzt. Und weil sie eine Sprache spricht, die Menschen verstehen – auch wenn sie irreführend ist.

Was tun?

Aufklärung ist der erste Schritt. Menschen brauchen Zugang zu vollständigen, differenzierten Informationen. Studien müssen transparent gemacht, Interessenkonflikte offengelegt, Alternativen ernst genommen werden.

Und vor allem: Die Medizin muss wieder lernen, Fragen zu stellen – statt Antworten zu verkaufen.

Denn dort, wo Desinformation regiert, stirbt die Wissenschaft. Und mit ihr die Freiheit, selbstbestimmt über Gesundheit zu entscheiden.

Quellen & Literatur (Auswahl):

- Ioannidis, J.P.A. (2005). *Why Most Published Research Findings Are False.* PLoS Med.

- BMJ (2012). *Medical ghostwriting: An insider's view.*

- PLoS Medicine (2010). *How industry sponsors distort evidence.*

- Angell, M. (2004). *The Truth About the Drug Companies.* Random House.

- Swiss Policy Research (2022). *Cholesterin und mediale Verzerrung.*

- Multipolar (2023). *Systemische Desinformation im Gesundheitswesen.*

- Rubikon (2021). *Die Wahrheit, die niemand hören will.*

- Transparency International (2020). *Industrieeinfluss auf medizinische Ausbildung.*

- Arznei-Telegramm (laufend). Kritische Kommentare zur Leitlinienentwicklung.

- Kendrick, M. (2007). *The Great Cholesterol Con.*

Kapitel 24

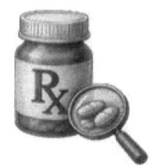

Die verlorene Unabhängigkeit der Wissenschaft

Wissenschaft ist eines der wertvollsten Instrumente, das die Menschheit je hervorgebracht hat. Ihre Methodik erlaubt es, Fragen systematisch zu beantworten, Irrtümer zu korrigieren, neues Wissen zu generieren. Doch diese Unabhängigkeit ist keine Selbstverständlichkeit – sie ist bedroht.

Besonders im Bereich der medizinischen Forschung wird deutlich, wie ökonomische Interessen, politische Abhängigkeiten und institutionelle Trägheit die Objektivität gefährden. Dieses Kapitel zeigt, wie die Wissenschaft – speziell im Kontext der Cholesterin- und Statinforschung – schleichend ihre Unabhängigkeit verloren hat.

In der idealen Vorstellung ist Wissenschaft unabhängig, neutral und dem Fortschritt verpflichtet. Doch in der Realität ist sie eingebettet in ein Geflecht aus Drittmitteln, Lobbyismus und Karriereinteressen.

An Universitäten bestimmen oft Drittmittelgeber, welche Themen erforscht werden. Wer Gelder von

Pharmaunternehmen erhält, passt sich ihren Interessen an – bewusst oder unbewusst. Es braucht keine direkte Einflussnahme, damit sich ein Wissenschaftler fragt, ob seine Ergebnisse den nächsten Antrag gefährden könnten.

Der Druck auf Wissenschaftler ist enorm. Es zählt, wie viele Artikel veröffentlicht wurden, in welchen Journalen sie erscheinen und wie häufig sie zitiert werden. Dieser sogenannte Publikationsdruck hat ein System hervorgebracht, das nicht unbedingt Qualität, sondern Konformität fördert.

Wer eine etablierte Hypothese unterstützt, hat gute Chancen auf Publikation. Wer sie hinterfragt, riskiert Ablehnung. Die Folge: Studien, die zum etablierten Bild passen, werden bevorzugt veröffentlicht – ein Mechanismus, der besonders im Bereich der Statinforschung auffällt.

Viele der großen Studien zu cholesterinsenkenden Medikamenten wurden von den Herstellern selbst finanziert. Die Pharmaindustrie ist nicht nur Auftraggeber, sondern oft auch Co-Autor, Studiendesigner, Datenanalyst und PR-Verteiler.

Ein großer Teil der sogenannten „unabhängigen" Studien in medizinischen Top-Journalen ist in Wirklichkeit industriegelenkt. Die Unternehmen entscheiden, welche Daten veröffentlicht werden, in welchem Format, und wie die Ergebnisse dargestellt werden. Studien mit ungünstigen Ergebnissen verschwinden oft in Schubladen – ein Phänomen, das als „Publication Bias" bekannt ist.

Auch die Auswahl der Endpunkte einer Studie ist selten neutral. Statt harter klinischer Daten wie Sterblichkeit oder Lebensqualität werden weiche Surrogatmarker wie LDL-

Spiegel, Entzündungswerte oder Plaquegröße gemessen. Das ermöglicht es, auch kleine Veränderungen als „signifikant" darzustellen, obwohl der tatsächliche Nutzen für Patienten unklar bleibt. In vielen Studien wurde eine minimale Veränderung der Blutwerte als Erfolg verkauft, während Nebenwirkungen kaum erfasst oder nur in Fußnoten erwähnt wurden.

Die Peer-Review-Verfahren großer Fachzeitschriften sind längst nicht so unabhängig, wie sie scheinen. Viele Reviewer haben eigene Interessenskonflikte, sind Teil desselben Systems, aus dem die Studien stammen.

Sie wollen zukünftige Kooperationen nicht gefährden – und sind häufig selbst in Pharma-Projekte eingebunden. Einige der angesehensten Journale, darunter das *New England Journal of Medicine* oder *The Lancet*, leben von den Geldern aus Anzeigen, Sonderdrucken und Sponsoring.

Die Chefredakteurin des NEJM, Dr. Marcia Angell, schrieb bereits vor zwei Jahrzehnten: „Es ist einfach nicht mehr möglich, viel von dem zu glauben, was in klinischen Studien veröffentlicht wird."

Diese Krise der Unabhängigkeit hat tiefgreifende Folgen. Wenn Forschung nicht mehr danach fragt, was wahr ist, sondern danach, was sich gut verkaufen lässt, verliert sie ihren ethischen Kompass.

Patienten werden zu Objekten von Strategien, Studienergebnisse zu Marketingmaterial. Wissenschaft wird zur Kulisse für wirtschaftliche Interessen.

Im Fall der Cholesterinforschung ist diese Entwicklung besonders dramatisch. Jahrzehntelang wurde ein einfaches Narrativ verbreitet: LDL ist schlecht, HDL ist gut, Statine senken LDL und retten Leben. Dieses Bild wurde durch zahllose, häufig industriefinanzierte Studien gestützt – während widersprüchliche Ergebnisse ignoriert, verharmlost oder nie veröffentlicht wurden. Forscher, die Kritik äußerten, wurden marginalisiert oder verloren ihre Forschungsgelder. Alternative Sichtweisen – etwa die Inflammationshypothese oder die Rolle von Insulinresistenz – hatten es schwer, Gehör zu finden.

Ein weiterer Mechanismus ist die standardisierte Ausbildung an medizinischen Fakultäten. Hier werden nicht nur Inhalte vermittelt, sondern auch Denkmuster geprägt.

Die Lipidhypothese wird häufig als unumstößliche Wahrheit gelehrt, ohne Raum für Diskussion. Studierende lernen, dass LDL gefährlich ist, Statine sicher sind und Leitlinien alternativlos.

Wer später als Arzt arbeitet, trägt dieses Weltbild weiter – und verschreibt Medikamente, deren Nutzen er nie kritisch hinterfragt hat.

Auch medizinische Kongresse tragen zur Erosion der Unabhängigkeit bei. Viele dieser Veranstaltungen werden direkt oder indirekt von der Industrie gesponsert. Die Vortragenden sind oft dieselben, die Studien mitfinanziert bekommen.

Die Auswahl der Themen folgt nicht immer wissenschaftlicher Relevanz, sondern der strategischen Positionierung von Produkten. Selbst Fortbildungsveranstaltungen für Ärzte werden häufig von Pharmaunternehmen finanziert – mit entsprechender inhaltlicher Ausrichtung.

Besonders problematisch ist, dass diese Strukturen für Laien kaum durchschaubar sind. Patienten sehen Fachärzte, lesen Gesundheitsratgeber oder schauen Talkshows – und hören fast ausschließlich industriekonforme Positionen.

Die kritische Auseinandersetzung findet, wenn überhaupt, in kleinen unabhängigen Kreisen statt: alternative Medien, dissidente Wissenschaftler, aufklärungsorientierte Publikationen. Doch diese Stimmen dringen selten in den Mainstream vor.

Die Auswirkungen dieser Entwicklung auf die Gesellschaft sind gravierend. Wenn Wissenschaft ihre Unabhängigkeit verliert, verliert sie auch ihre Glaubwürdigkeit. Menschen wenden sich ab, entwickeln Misstrauen – ein Misstrauen, das dann leicht in pauschale Ablehnung oder verschwörungstheoretisches Denken kippen kann.

Doch die Ursache liegt nicht im Zweifel der Menschen – sie liegt in der Intransparenz des Systems.

Was nötig wäre, ist eine tiefgreifende Reform. Forschung muss wieder unabhängig werden – finanziell, institutionell, geistig. Es braucht mehr öffentliche Gelder für kritische, ergebnisoffene Forschung.

Studien müssen verpflichtend registriert und veröffentlicht werden – auch mit negativen Ergebnissen. Interessenskonflikte gehören klar deklariert, Reviewer unabhängig geprüft, und Fachzeitschriften von finanziellen Abhängigkeiten entkoppelt.

Die medizinische Ausbildung muss Raum geben für Kontroversen. Angehende Ärzte sollten lernen, Studien kritisch zu lesen, Methoden zu hinterfragen, Leitlinien als Diskussionsgrundlage – nicht als Dogma – zu verstehen.

Kongresse und Fortbildungen müssen transparent und werbefrei organisiert werden. Nur so kann Vertrauen zurückgewonnen werden.

Denn echte Wissenschaft lebt vom Zweifel. Sie beginnt mit Fragen, nicht mit Antworten. Sie prüft Annahmen, statt sie zu bestätigen. Sie stellt den Menschen in den Mittelpunkt – nicht den Markt.

Die verlorene Unabhängigkeit der Wissenschaft ist keine Verschwörung – sie ist eine Folge struktureller Fehlentwicklungen.

Aber sie ist umkehrbar. Mit Transparenz, Mut und einer Kultur, die Wahrheit über Gewinn stellt. Noch ist es nicht zu spät, sie zurückzugewinnen.

Quellen & Literatur (Auswahl):

- Angell, M. (2004). *The Truth About the Drug Companies.* Random House.

- Ioannidis, J.P.A. (2005). *Why Most Published Research Findings Are False.* PLoS Medicine.

- Gøtzsche, P.C. (2013). *Tödliche Medizin und organisierte Kriminalität.* Riva Verlag.

- BMJ (2012). *Medical ghostwriting: An insider's view.*

- PLoS Medicine (2010). *Industry sponsorship and research bias.*

- Multipolar (2022). *Abhängige Wissenschaft – wenn Pharma die Forschung steuert.*

- Rubikon (2021). *Medizin ohne Kompass.*

- Swiss Policy Research (2023). *Wissenschaft unter Einfluss.*

- Transparency International (2021). *Interessenkonflikte in der medizinischen Forschung.*

Kapitel 25

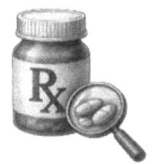

Alternativen ohne Nebenwirkungen – Gesunde Wege jenseits der Statine

Die Debatte um Cholesterin und Statine hat die moderne Medizin gespalten. Während viele Ärztinnen und Ärzte auf pharmakologische Intervention setzen, wächst gleichzeitig das Bedürfnis der Menschen nach natürlichen, ganzheitlichen und nebenwirkungsarmen Alternativen.

Die Frage, ob es gesunde Wege jenseits der Statintherapie gibt, ist deshalb nicht nur legitim, sondern überfällig.

Dieses Kapitel macht klar, dass es sie gibt – und dass sie wissenschaftlich begründet, individuell anpassbar und oft nachhaltiger sind als die medikamentöse Senkung eines einzelnen Blutwertes.

Zunächst gilt es, die Zielsetzung zu klären. Geht es wirklich um die bloße Senkung von LDL-Cholesterin, oder geht es um die Vermeidung von Herzinfarkt, Schlaganfall und Gefäßverkalkung?

Der Unterschied ist entscheidend. Zahlreiche Studien zeigen, dass ein hoher LDL-Wert allein kein verlässlicher

Prädiktor für Herz-Kreislauf-Erkrankungen ist. Viel entscheidender sind Faktoren wie chronische Entzündung, Insulinresistenz, oxidativer Stress, Stressbelastung, Bewegungsmangel und Mikronährstoffdefizite.

Wer echte Prävention will, muss diese Ursachen adressieren – und nicht bloß Symptome maskieren.

Einer der wirksamsten Ansätze zur Herzgesundheit ist regelmäßige körperliche Bewegung. Zahlreiche Studien, darunter auch große Metaanalysen, belegen, dass moderates Ausdauertraining, kombiniert mit Krafttraining, nicht nur den Blutdruck und Blutzucker stabilisiert, sondern auch entzündungshemmend wirkt, die Gefäßelastizität verbessert und die Herzfrequenzvariabilität erhöht.

Bewegung senkt darüber hinaus das Risiko für Diabetes, Depression, Krebs und Demenz – allesamt Erkrankungen, die oft mit kardiovaskulären Risiken verknüpft sind.

Die Ernährung ist der zweite zentrale Pfeiler. Dabei geht es nicht um dogmatische Diäten, sondern um die Qualität der Lebensmittel. Frische, unverarbeitete Nahrung mit hohem Pflanzenanteil, gesunden Fetten, ausreichend Eiweiß und wenig Industriezucker zeigt in vielen Untersuchungen protektive Effekte.

Mediterrane Ernährung – reich an Gemüse, Olivenöl, Nüssen, Fisch und moderatem Rotweinkonsum (OPC) – wurde in der PREDIMED-Studie mit einer signifikanten Reduktion kardiovaskulärer Ereignisse in Verbindung gebracht, ganz ohne Statine.

Besonders kritisch sind versteckte Zucker, raffinierte Kohlenhydrate und industriell verarbeitete Nahrungsmittel. Sie fördern Insulinresistenz, Übergewicht und Entzündung

– die eigentlichen Treiber von Atherosklerose. Eine Low-Carb- oder ketogene Ernährung kann bei vielen Menschen Blutzucker und Entzündungsmarker senken, den Blutdruck normalisieren und Gewicht reduzieren.

Diese Effekte wurden in zahlreichen Studien dokumentiert – teilweise sogar in direkten Vergleichen mit Statinen.

Neben Makronährstoffen spielen auch Mikronährstoffe eine zentrale Rolle. Besonders wichtig für die Gefäßgesundheit sind Omega-3-Fettsäuren (EPA und DHA), Vitamin D, Magnesium, Vitamin K2, Coenzym Q10 und Polyphenole. Omega-3-Fettsäuren wirken entzündungshemmend, verbessern die Blutfettwerte und reduzieren die Thromboseneigung.

Vitamin D reguliert Immunprozesse und wird mit einer geringeren Gesamtmortalität assoziiert. Magnesium wirkt blutdrucksenkend und krampflösend, Vitamin K2 verhindert arterielle Verkalkung, und Coenzym Q10 – das durch Statine gehemmt wird – ist zentral für die Zellatmung und Energieversorgung.

Auch pflanzliche Stoffe können in der Prävention eine Rolle spielen. Roter Reis enthält Monacolin K, ein natürliches Statin, das allerdings dieselben Risiken wie die synthetischen Formen birgt.

Unproblematischer sind dagegen Substanzen wie Artischockenextrakt, Knoblauch, Curcumin, Resveratrol, Berberin oder Astaxanthin und OPC.

Diese wirken auf unterschiedliche Weise blutdruck- und blutzuckersenkend, antioxidativ und entzündungshemmend. Ihre Wirkung ist zwar weniger spektakulär als die von Statinen, aber dafür sanfter und besser verträglich.

Stressmanagement ist ein weiterer, oft unterschätzter Faktor. Chronischer Stress erhöht die Ausschüttung von Cortisol, Adrenalin und anderen Stresshormonen, die langfristig zu Bluthochdruck, Entzündung und metabolischen Störungen führen.

Techniken wie Achtsamkeit, Meditation, Atemtraining, Yoga oder einfach regelmäßige Naturaufenthalte können helfen, das vegetative Nervensystem zu regulieren. Studien zeigen, dass Menschen mit hoher Herzfrequenzvariabilität und guter Stressregulation ein deutlich geringeres Risiko für kardiovaskuläre Ereignisse haben – unabhängig vom LDL-Wert.

Auch der Schlaf ist von entscheidender Bedeutung. Schlafmangel, Schlafapnoe und ein gestörter zirkadianer Rhythmus wirken sich negativ auf Blutdruck, Insulinempfindlichkeit und Entzündungsmarker aus.

Eine gute Schlafhygiene, ausreichende Dunkelheit, regelmäßige Schlafzeiten und der Verzicht auf elektronische Geräte vor dem Zubettgehen sind einfache, aber wirkungsvolle Maßnahmen zur Gesundheitsförderung.

Ein oft übersehener Faktor ist die Toxinbelastung. Schwermetalle, Pestizide, Weichmacher, Luftverschmutzung – all diese Umweltfaktoren können das Risiko für Herz-Kreislauf-Erkrankungen erhöhen.

Detox-Maßnahmen, sauberes Trinkwasser, biologische Ernährung und die Vermeidung von Schadstoffen im Haushalt und in Kosmetika sind daher wichtige Elemente einer modernen Präventionsmedizin.

Zudem spielt die individuelle Genetik eine Rolle. Polymorphismen wie MTHFR, ApoE oder COMT beeinflussen den Fettstoffwechsel, die Entgiftungsfähigkeit oder die Reaktion auf bestimmte Nahrungsmittel.

Eine personalisierte Medizin, die diese genetischen Unterschiede berücksichtigt, kann helfen, Therapien besser auf den Einzelnen abzustimmen – ganz ohne Einheitsmedikation.

Auch das soziale Umfeld, der Lebenssinn und die seelische Gesundheit sind Teil einer ganzheitlichen Herzprävention. Menschen mit guten sozialen Kontakten, erfüllenden Aufgaben und innerer Zufriedenheit leben nachweislich länger und gesünder – unabhängig von ihren Cholesterinwerten.

Studien zur „Blue Zone"-Forschung, in denen besonders langlebige Bevölkerungsgruppen untersucht wurden, zeigen: Es ist nicht ein Medikament, das schützt – sondern der Lebensstil als Ganzes.

Was folgt daraus? Die Senkung des Cholesterins ist kein Selbstzweck – und sie ist keineswegs der einzige oder beste Weg zur Prävention. Eine Kombination aus Bewegung, Ernährung, Mikronährstoffen, Stressreduktion, Umweltbewusstsein und individueller Anpassung ist mindestens ebenso wirksam – ohne die Nebenwirkungen der Statintherapie.

Diese Alternativen benötigen Zeit, Wissen und Motivation – aber sie schenken dem Menschen etwas zurück, was kein Medikament kann: Selbstwirksamkeit.

Wer versteht, wie sein Körper funktioniert, wie Gesundheit entsteht und wie Krankheit vermieden werden kann, wird unabhängig. Und genau diese Unabhängigkeit ist es, die ein ökonomisch motiviertes Medizinsystem oft fürchtet.

Doch es gibt Hoffnung. Immer mehr Ärztinnen und Therapeuten bilden sich in funktioneller Medizin, orthomolekularer Therapie und Lifestyle-Medizin fort. Patienten fordern Aufklärung, hinterfragen Medikamente, suchen Alternativen. Bücher, Dokumentationen, Kongresse und Netzwerke zur ganzheitlichen Herzgesundheit gewinnen an Reichweite.

Die Wende ist möglich – wenn wir sie wollen.

Es ist Zeit, das medizinische Narrativ neu zu schreiben. Nicht Cholesterin senken ist das Ziel – sondern Gesundheit fördern.

Nicht Laborwerte normieren – sondern Menschen stärken. Nicht Angst erzeugen – sondern Vertrauen schaffen. Gesunde Wege jenseits der Statine gibt es viele.

Es liegt an uns, sie zu gehen.

Quellen & Literatur (Auswahl):

- PREDIMED Study Group (2013). *Mediterranean diet and cardiovascular risk.* NEJM.

- Volek, J. & Phinney, S. (2011). *The Art and Science of Low Carbohydrate Living.*

- Mason, R.P. et al. (2018). *Omega-3 fatty acids and cardiovascular outcomes.* Clinical Lipidology.

- Kendrick, M. (2007). *The Great Cholesterol Con.*

- Swiss Policy Research (2023). *Statine – Alternativen ohne Nebenwirkungen.*

- Rubikon (2022). *Natürlich statt chemisch – Wege zur echten Prävention.*

- Multipolar (2023). *Gesund ohne Medikamente – was wirklich hilft.*

- Institute for Functional Medicine (2022). Curriculum zu Lebensstilmedizin.

- Life Extension Journal (2020). *Berberine and cardiovascular health.*

- PubMed Metaanalyse (2021). *Effectiveness of exercise vs. medication in CVD prevention.*

Kapitel 26

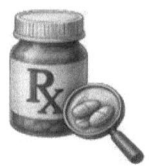

Rehabilitierung eines Nährstoffs – Cholesterin als Lebensnotwendigkeit

Kaum ein Molekül wurde in der jüngeren Medizingeschichte so missverstanden, dämonisiert und pharmakologisch bekämpft wie Cholesterin. Jahrzehntelang galt es als Hauptverursacher von Herzinfarkten, als „gefährliches Blutfett", als Stoff, den es mit aller Macht zu senken gelte. Dabei ist Cholesterin nichts weniger als ein lebensnotwendiger Bestandteil unseres Körpers – essenziell für Zellstruktur, Hormonproduktion, Verdauung und Gehirnfunktion.

Die pauschale Verurteilung dieses Moleküls entbehrt nicht nur wissenschaftlicher Grundlage, sie hat auch zu einer medizinischen Kultur beigetragen, die ein Naturprodukt in einen Feind verwandelte. Es ist an der Zeit, Cholesterin zu rehabilitieren.

Cholesterin ist ein Steroidlipid, das in jeder menschlichen Zelle vorkommt. Der Körper stellt den Großteil des Cholesterins selbst her – in der Leber, im Darm und sogar im Gehirn. Nur etwa 20 bis 30 Prozent stammen aus der Nahrung. Der menschliche Organismus produziert täglich etwa ein bis zwei Gramm Cholesterin, unabhängig davon, wie viel über die Ernährung aufgenommen wird. Diese endogene Synthese unterliegt einer hochkomplexen hormonellen Regulation, die auf den individuellen Bedarf abgestimmt ist.

Die Bedeutung von Cholesterin ist enorm. Es ist ein integraler Bestandteil jeder Zellmembran, sorgt für deren Stabilität und Flexibilität. Ohne Cholesterin wären unsere Zellen instabil und funktionsunfähig.

Darüber hinaus ist Cholesterin die Vorstufe aller Steroidhormone: Testosteron, Östrogen, Progesteron, Cortisol, Aldosteron – alle werden aus Cholesterin gebildet.

Auch das wichtige Neurosteroid Pregnenolon entsteht aus Cholesterin, das für Stimmung, Gedächtnis und kognitive Leistungsfähigkeit eine Rolle spielt.

Ein weiterer zentraler Aufgabenbereich von Cholesterin ist die Synthese von Gallensäuren, die für die Fettverdauung notwendig sind. Ohne Cholesterin könnten wir Fette und fettlösliche Vitamine nicht verwerten.

Auch Vitamin D – selbst ein Hormonvorläufer – wird aus Cholesterin gebildet. In der Haut wird es durch UVB-Strahlung aus 7-Dehydrocholesterin synthetisiert, einer Cholesterinvorstufe.

Besonders hoch ist der Cholesteringehalt im Gehirn. Obwohl es nur etwa zwei Prozent des Körpergewichts ausmacht, enthält es rund 25 Prozent des gesamten Cholesterins im Körper.

Die Myelinscheiden, die unsere Nervenfasern isolieren und die schnelle Weiterleitung von Signalen ermöglichen, bestehen zu einem großen Teil aus Cholesterin. Auch die Synapsen, an denen Nervenzellen miteinander kommunizieren, sind cholesterinreich.

Ein Mangel an Cholesterin kann daher die neuronale Kommunikation beeinträchtigen – mit potenziellen Folgen für Gedächtnis, Stimmung und kognitive Leistungsfähigkeit.

In Anbetracht dieser physiologischen Bedeutung ist es erstaunlich, wie leichtfertig in der medizinischen Praxis Cholesterin gesenkt wird – oft auf Werte, die weit unter dem natürlichen Gleichgewicht liegen. Studien zeigen, dass sehr niedrige Cholesterinspiegel mit einer erhöhten Gesamtmortalität assoziiert sind, insbesondere bei älteren Menschen.

Auch ein Zusammenhang mit Depression, Krebs, neurologischen Erkrankungen und hormonellen Störungen wird diskutiert.

Die pauschale Verurteilung des Cholesterins begann in den 1950er-Jahren mit der sogenannten Lipidhypothese. Diese besagte, dass ein hoher Cholesterinspiegel im Blut Atherosklerose verursache und damit das Herzinfarktrisiko erhöhe.

Diese Theorie wurde nie eindeutig bewiesen, aber jahrzehntelang als dogmatische Wahrheit gehandelt. Widersprechende Studien wurden ignoriert, kritische Forscher marginalisiert. Dabei zeigte sich schon früh, dass der Zusammenhang zwischen Cholesterin und Herzerkrankungen absolut nicht linear ist.

Epidemiologische Daten aus verschiedenen Ländern und Bevölkerungsgruppen widersprechen der Lipidhypothese.

Die sogenannte „französische Paradoxie" – hohe Cholesterinspiegel trotz geringer Herzinfarktrate – ist ein bekanntes Beispiel. Auch Studien aus Japan, dem Mittelmeerraum oder bestimmten indigenen Völkern zeigen, dass hohe Cholesterinwerte keineswegs automatisch zu Herzerkrankungen führen.

Stattdessen spielen andere Faktoren eine entscheidende Rolle: Entzündung, Blutzuckerschwankungen, chronischer Stress, Umweltgifte, Bewegungsmangel.

Moderne Forschung legt den Fokus zunehmend auf systemische Entzündungen als eigentliche Ursache der Atherosklerose. Oxidiertes LDL, nicht das LDL selbst, scheint die Gefäßwände zu schädigen – und das auch nur im Kontext eines proinflammatorischen Milieus.

Das Cholesterin wird dann eher zum Reparaturhelfer, das vom Körper an verletzte Stellen geschickt wird, um Heilungsprozesse zu unterstützen. Die häufig in Plaques gefundenen Lipidbestandteile sind also eher Symptom als Ursache.

Auch genetische Studien werfen ein neues Licht auf das Cholesterin-Narrativ. Menschen mit sogenannten PCSK9-Mutationen, die extrem niedrige LDL-Werte aufweisen, zeigen zwar ein leicht reduziertes Herzinfarktrisiko – aber auch häufiger neurokognitive Auffälligkeiten.

Gleichzeitig deuten andere genetische Analysen darauf hin, dass die LDL-Höhe nur eine von vielen Einflussgrößen ist – und dass kontextabhängige Faktoren wie Immunstatus, Darmmikrobiom oder Hormonsystem deutlich bedeutsamer sein könnten.

Die Rehabilitierung des Cholesterins bedeutet nicht, jegliche Risikofaktoren zu ignorieren. Aber sie bedeutet, einen ganzheitlicheren Blick zu entwickeln.

Statt sich auf einen Blutwert zu fixieren, sollten Ärzte und Patienten nach dem Gesamtbild fragen:

Wie steht es um die Entzündungswerte? Wie ist der Lebensstil? Wie ist die psychische Belastung? Welche Umweltfaktoren spielen eine Rolle? Und vor allem: Wie fühlt sich der Patient – jenseits der Laborwerte?

Auch die Rolle der Ernährung muss neu bewertet werden. Jahrzehntelang wurde empfohlen, cholesterinreiche Lebensmittel wie Eier, Butter oder Innereien zu meiden. Heute wissen wir: Der Einfluss der Nahrung auf den Cholesterinspiegel ist gering.

Der Körper reguliert die endogene Synthese flexibel – wenn weniger Cholesterin zugeführt wird, produziert er mehr. Und umgekehrt. Die Fixierung auf Cholesterin als gefährlichen Nährstoff hat zu einseitiger Ernährung, übermäßigem Konsum von verarbeiteten Lebensmitteln und einem Verlust an natürlichen Nahrungsquellen geführt.

Inzwischen empfehlen selbst konservative Institutionen wie die American Heart Association oder die Deutsche Gesellschaft für Ernährung, Eier nicht mehr grundsätzlich zu meiden.

Auch Butter wird zunehmend rehabilitiert, zumindest in moderatem Maße. Die Mär vom „guten" Pflanzenöl und dem „bösen" tierischen Fett hält sich zwar hartnäckig – wird aber zunehmend durch differenzierte Forschung ersetzt.

Die Rehabilitierung des Cholesterins bedeutet auch eine Rückbesinnung auf biologische Zusammenhänge.

Der Körper ist kein mechanisches System, in dem ein Wert isoliert betrachtet werden kann. Er ist ein lebendiges Netzwerk aus Rückkopplungen, Regulationen und Selbstheilungskräften. Cholesterin ist ein Teil dieses Netzwerks – nicht dessen Störung. Seine pauschale Bekämpfung schadet oft mehr, als sie nützt.

Was wir brauchen, ist eine neue Sprache in der Medizin. Weg vom Defizitmodell, hin zum Verständnis natürlicher Prozesse.

Weg von der Angst vor Molekülen, hin zu einem Vertrauen in die Intelligenz des Körpers. Cholesterin ist kein Feind – es ist ein Freund. Einer, den wir jahrzehntelang missverstanden haben.

Die Zeit ist reif, ihn zurück in die Familie aufzunehmen.

Quellen & Literatur (Auswahl):

- Ravnskov, U. (2010). *Fat and Cholesterol Are Good for You.* New Health Press.

- Kendrick, M. (2007). *The Great Cholesterol Con.* John Blake Publishing.

- PREDIMED Study (2013). *Mediterranean diet and cardiovascular risk.* NEJM.

- Libby, P. (2002). *Inflammation in atherosclerosis.* Nature.

- Swiss Policy Research (2023). *Cholesterin – rehabilitiert ein lebenswichtiger Stoff.*

- Rubikon (2022). *Die Verteufelung des Cholesterins – ein medizinischer Irrweg.*

- Multipolar (2023). *Cholesterin – der große Irrtum.*

- BMJ (2016). *LDL-C does not cause cardiovascular disease: a comprehensive review.*

Kapitel 27

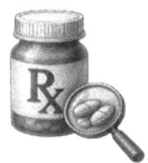

Was Patienten wissen sollten – und nie erfahren sollen

Wer heute in einer Arztpraxis einen leicht erhöhten Cholesterinwert diagnostiziert bekommt, verlässt oft das Behandlungszimmer mit einem Rezept für Statine in der Hand – ohne Aufklärung, ohne Alternativen, ohne wirkliche Diskussion.

Die ärztliche Empfehlung erscheint als alternativlos, die Therapie als selbstverständlich. Dabei wissen viele Patientinnen und Patienten nicht, was sie da eigentlich einnehmen, warum sie es tun und welche Folgen das haben kann.

Die Wahrheit ist: Vieles, was Menschen über Statine, Cholesterin und kardiovaskuläre Prävention wissen sollten, wird ihnen nicht gesagt. Und einiges davon wird bewusst verschwiegen.

Der medizinische Alltag ist geprägt von Zeitdruck, Abrechnungssystemen und standardisierten Leitlinien. In wenigen Minuten sollen Diagnosen gestellt, Laborwerte besprochen und Therapieentscheidungen getroffen werden.

Für echte Aufklärung bleibt da kaum Raum. Stattdessen dominiert eine verkürzte Sprache: „Ihr Cholesterin ist zu hoch", „Statine sind sicher", „Das ist die beste Prävention."

Dabei wird selten erklärt, was Cholesterin überhaupt ist, warum es im Körper gebraucht wird oder wie komplex das Verhältnis zwischen LDL-Werten und Herzgesundheit tatsächlich ist.

Patientinnen und Patienten wird oft nicht gesagt, dass die Cholesterinwerte in einem natürlichen Bereich schwanken, dass sie tagesabhängig sind und durch viele Faktoren beeinflusst werden.

Sie erfahren nicht, dass Statine nicht automatisch das Risiko für Herzinfarkte senken – sondern nur in bestimmten Risikogruppen einen statistischen Vorteil zeigen. Und sie werden nicht darauf hingewiesen, dass dieser Vorteil oft in relativen Zahlen dargestellt wird, obwohl der absolute Nutzen marginal ist.

Auch Nebenwirkungen werden häufig verharmlost oder gar nicht erwähnt. Muskelbeschwerden, Müdigkeit, Gedächtnisprobleme, Libidoverlust, depressive Verstimmungen – all das wird kaum thematisiert.

Wer Beschwerden äußert, wird nicht selten mit dem Satz vertröstet: „Das kann nicht vom Medikament kommen." Studien, die deutlich höhere Nebenwirkungsraten zeigen als die offiziellen Beipackzettel, werden ignoriert oder als nicht relevant eingestuft.

Dabei zeigen patientennahe Erhebungen, dass bis zu 30 Prozent der Anwender über Einschränkungen der Lebensqualität berichten.

Ein weiteres Tabu ist das Thema Coenzym Q10. Kaum ein Patient erfährt, dass Statine die körpereigene Synthese dieses wichtigen Mitochondrien-Stoffes hemmen. Dabei ist CoQ10 entscheidend für die Energieproduktion in den Zellen, insbesondere im Herzmuskel.

Ein Mangel kann zu Erschöpfung, Muskelschwäche und sogar Herzinsuffizienz beitragen. In manchen Ländern wird daher empfohlen, begleitend zu Statinen Coenzym Q10 zu supplementieren – in Deutschland jedoch bleibt diese Information meist unerwähnt.

Nicht selten werden Patienten auch im Unklaren darüber gelassen, dass es echte Alternativen gibt. Lebensstilveränderungen wie Bewegung, Ernährung, Stressabbau oder Gewichtsreduktion können kardiovaskuläre Risiken ebenso oder sogar wirksamer beeinflussen als Medikamente.

Doch diese Optionen erfordern Zeit, Engagement – und ein Medizinsystem, das sie unterstützt. Stattdessen wird der schnelle Griff zur Tablette als modern, sicher und rational verkauft.

Besonders problematisch ist, dass viele Patienten nicht wissen, dass sie möglicherweise gar keine Indikation für eine Statintherapie haben. Leitlinien orientieren sich zunehmend an algorithmischen Risikorechnern wie SCORE oder PROCAM, die zahlreiche Faktoren einbeziehen – oft jedoch ohne ausreichende Evidenz für die daraus abgeleiteten Empfehlungen.

So kommt es, dass auch Menschen ohne manifeste Erkrankung oder mit nur leicht erhöhtem LDL-Wert in eine medikamentöse Dauertherapie geraten, deren Nutzen für sie unklar ist.

Kaum bekannt ist auch, dass es nie eine Langzeitstudie gab, die gezeigt hätte, dass Statine über Jahrzehnte hinweg sicher sind.

Die meisten Studien liefen nur wenige Jahre, oft unter Ausschluss bestimmter Patientengruppen wie Älterer, Frauen, Menschen mit Vorerkrankungen oder Multimorbidität. Trotzdem werden diese Medikamente millionenfach an genau diese Gruppen verschrieben – auf Basis von Daten, die für sie gar nicht gelten.

Auch die Frage der Polypharmazie bleibt oft unbeantwortet. Viele ältere Menschen nehmen täglich fünf, sechs oder mehr Medikamente – darunter auch Statine. Wechselwirkungen, kumulative Nebenwirkungen und mangelnde Therapietreue werden dabei selten thematisiert.

Dabei zeigen Studien, dass Polypharmazie selbst ein erheblicher Risikofaktor für Hospitalisierungen, Stürze, kognitive Einschränkungen und Todesfälle ist.

Ein weiterer Punkt, der selten zur Sprache kommt, ist die wirtschaftliche Dimension. Kaum ein Patient weiß, wie stark medizinische Leitlinien, Fachgesellschaften und Fortbildungen von der Pharmaindustrie beeinflusst werden. Viele Studien, auf die sich Behandler stützen, sind industriefinanziert.

Die Definition von Risikogrenzen, die Empfehlung bestimmter Zielwerte, die Dauer der Therapie – all das unterliegt ökonomischen Interessen. Doch dieser Zusammenhang bleibt in der Arztpraxis oft unausgesprochen.

Selbst die Idee, dass man eine Statintherapie wieder absetzen könnte, wird vielen Patienten nicht vermittelt.

Wer einmal beginnt, nimmt sie meist ein Leben lang – oft aus Angst, sonst einen Herzinfarkt zu erleiden. Dabei zeigen Beobachtungen, dass bei Menschen mit niedrigerem Risiko ein Absetzen durchaus möglich und sinnvoll sein kann – vor allem, wenn Lebensstilmaßnahmen umgesetzt werden.

Doch diese Entscheidung wird kaum diskutiert, schon gar nicht begleitet.

Auch die psychologische Wirkung der Statinverordnung ist nicht zu unterschätzen. Wer hört, dass er „cholesterinkrank" sei, sieht sich oft dauerhaft als Risikopatient. Diese Rolle kann sich negativ auf das Selbstbild, die Lebensqualität und das Gesundheitsverhalten auswirken.

Eine falsche Etikettierung kann zur selbsterfüllenden Prophezeiung werden – insbesondere, wenn sie nicht durch echte Aufklärung relativiert wird.

Was Patienten wissen sollten, aber selten erfahren: Dass Cholesterin ein lebenswichtiger Stoff ist. Dass LDL nicht per se gefährlich ist. Dass es auf das Gesamtbild ankommt – auf Entzündungswerte, Insulinresistenz, Lebensstil, Stress, Umweltfaktoren.

Dass Medikamente kein Ersatz für Bewegung, Ernährung und innere Balance sind. Dass jeder Mensch ein Recht auf vollständige Information, auf Mitentscheidung und auf individuelle Therapie hat.

Es braucht eine neue Kultur der ärztlichen Kommunikation – ehrlich, partnerschaftlich, informierend. Statt Angst zu verbreiten, braucht es Ermutigung. Statt Vorgaben, Gespräche auf Augenhöhe. Und statt pauschaler

Therapieschemata eine individualisierte Medizin, die dem Patienten nicht nur ein Rezept, sondern echte Optionen anbietet.

Wahrheit heilt. Und sie beginnt mit dem, was gesagt wird – und dem, was nicht länger verschwiegen werden darf.

Quellen & Literatur (Auswahl):

- Ravnskov, U. (2010). *Fat and Cholesterol Are Good for You.* New Health Press

- Golomb, B. et al. (2004). *Adverse Effects of Statins.* Arch Intern Med.

- Swiss Policy Research (2023). *Was Ärzte nicht sagen dürfen.*

- Rubikon (2022). *Die unsichtbaren Nebenwirkungen.*

- Multipolar (2023). *Statine und das Schweigen im Behandlungszimmer.*

- Ioannidis, J.P.A. (2005). *Why Most Published Research Findings Are False.* PLoS Med.

- Arznei-Telegramm (laufend). *Kritik an Cholesterinsenkung und Nebenwirkungsverharmlosung.*

Kapitel 28

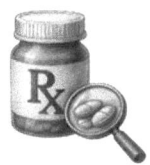

Gesunde Ernährung statt Medikamente – Was wirklich hilft

Die so genannte moderne Medizin ist heute stärker denn je medikamentenzentriert. Bei erhöhtem Blutdruck, hohem Blutzucker oder leicht erhöhtem Cholesterin und vielen anderen vermeintlichen Erkrankungen greifen Ärzte fast reflexartig zum Rezeptblock.

Doch immer mehr Studien und Erfahrungsberichte zeigen: Für viele chronische Erkrankungen – insbesondere des Herz-Kreislauf-Systems – ist die Ernährung nicht nur eine wirksame Prävention, sondern auch eine Therapieoption.

Gesunde Ernährung wirkt nicht kurzfristig wie eine Pille, sondern nachhaltig auf systemische Prozesse – und kann dort ansetzen, wo Medikamente oft nur Symptome maskieren.

Dieses Kapitel zeigt, warum Essen mehr kann als Arznei, und weshalb echte Heilung auf dem Teller beginnt.

Die Erkenntnis, dass die Wahl unserer Lebensmittel direkten Einfluss auf Gesundheit und Krankheit hat, ist keineswegs neu. Schon Hippokrates formulierte vor über 2.000 Jahren: „Lass Nahrung deine Medizin sein." Heute ist diese Erkenntnis wissenschaftlich belegt: Eine pflanzenbetonte, wenig verarbeitete und vitalstoffreiche Ernährung kann das Risiko für Herzinfarkt, Schlaganfall, Diabetes, Übergewicht und sogar bestimmte Krebsarten drastisch senken. Und sie kann oft mehr als Statine, Blutdrucksenker oder Antidiabetika – ohne deren Nebenwirkungen.

Ein zentrales Missverständnis ist die Annahme, dass Cholesterin der Hauptfeind sei und daher durch fettarme Diäten oder cholesterinarme Produkte gesenkt werden müsse. Doch die Wissenschaft zeigt: Es kommt weniger auf das Cholesterin selbst an, sondern auf das metabolische Gesamtmilieu.

Insulinresistenz, chronische Entzündung, oxidativer Stress und Darmdysbiose sind die eigentlichen Ursachen für Gefäßverkalkung – nicht Eier oder Butter.

Gesunde Ernährung wirkt auf all diese Faktoren. Und sie kann individuell angepasst werden: Für Menschen mit metabolischem Syndrom ist eine Low-Carb-Ernährung oft effektiver als jede Pille.

Sie senkt Triglyzeride, reduziert Bauchfett, verbessert Insulinsensitivität und stabilisiert den Blutzucker. Studien zeigen, dass sich damit auch Entzündungsmarker wie CRP und Interleukin-6 reduzieren – unabhängig von Cholesterinwerten.

Pflanzenbasierte Ernährung mit hohem Anteil an Gemüse, Hülsenfrüchten, Obst, Nüssen und Vollkornprodukten wirkt besonders präventiv. Sie liefert Ballaststoffe für eine gesunde Darmflora, sekundäre Pflanzenstoffe mit antioxidativer Wirkung und wichtige Mikronährstoffe wie Magnesium, Kalium, Folsäure und Vitamin K1. All diese Komponenten tragen zur Senkung des Blutdrucks, zur Verbesserung der Gefäßelastizität und zur Normalisierung des Stoffwechsels bei.

Ein besonderer Fokus liegt auf entzündungshemmenden Lebensmitteln. Omega-3-Fettsäuren aus fettem Seefisch, Leinsamen oder Walnüssen, Polyphenole aus Beeren, grüner Tee, Kurkuma und Ingwer können systemische Entzündungsprozesse bremsen – ein entscheidender Schritt zur Prävention kardiovaskulärer Erkrankungen.

Die Mediterranean-Diet-Studien (PREDIMED, Lyon Heart Study) zeigen, dass eine solche Ernährung das Herzinfarktrisiko deutlich stärker senkt als jedes Statin – und das bei besserer Lebensqualität.

Auch der glykämische Index spielt eine zentrale Rolle. Lebensmittel mit hohem Zuckergehalt oder starkem Blutzuckeranstieg fördern Insulinresistenz, Übergewicht und chronische Entzündung. Weißmehlprodukte, Fruchtsäfte, Süßigkeiten und Softdrinks stehen deshalb ganz oben auf der Liste vermeidbarer Krankmacher.

Eine Ernährung mit niedrigem glykämischem Index verbessert hingegen Blutzucker, Blutfette und Blutdruck – ohne Medikament.

Ein weiteres Schlüsselelement ist das Mikrobiom. Die Billionen Bakterien in unserem Darm beeinflussen nicht nur die Verdauung, sondern auch Immunprozesse, Entzündung und sogar die Cholesterinresorption. Eine ballaststoffreiche Ernährung mit fermentierten Lebensmitteln wie Sauerkraut, Kimchi oder Kefir stärkt das

Mikrobiom – während Zucker, Alkohol und Fertigprodukte es schädigen.

Nicht vergessen werden darf die Rolle der Essrhythmen. Intervallfasten – etwa 16:8 oder 5:2 – senkt Entzündungen, fördert die Autophagie, verbessert die metabolische Flexibilität und hilft beim Abbau viszeralen Fetts.

Viele Patienten berichten über mehr Energie, besseren Schlaf, Gewichtsverlust und eine Normalisierung der Blutzuckerwerte – Effekte, die keine Tablette leisten kann.

Zudem ist die Qualität der Fette entscheidend. Industriell gehärtete Fette (Transfette), wie sie in Fast Food, Backwaren und Margarine vorkommen, fördern Atherosklerose und Entzündung. Natürliche Fette aus Avocados, Olivenöl, Nüssen, fettem Fisch und Eiern hingegen liefern essentielle Fettsäuren, Vitamine und Sättigung.

Auch tierische Produkte in Bioqualität – etwa Weidebutter oder Eier aus Freilandhaltung – sind deutlich gesünder als industriell erzeugte Varianten.

Die orthomolekulare Medizin legt zusätzlich Wert auf eine ausreichende Versorgung mit Vitalstoffen. Viele Menschen leiden an subklinischen Mängeln: Vitamin D, Magnesium, Vitamin K2, Omega-3, Zink oder Selen. Diese Defizite fördern still entzündliche Prozesse und beschleunigen Alterungsprozesse – auch in den Gefäßen.

Eine gezielte Supplementierung, individuell abgestimmt, kann hier einen entscheidenden Unterschied machen.

Doch warum wird dieser Ansatz in der Praxis so selten verfolgt? Weil er Wissen, Zeit und echte ärztliche

Begleitung erfordert. Eine Rezeptausstellung dauert 30 Sekunden – Ernährungs- und Lebensberatung braucht Zeit, Empathie und Motivation.

Hinzu kommt: Medikamente sind abrechnungsfähig, Ernährung nicht. In einem auf Wirtschaftlichkeit getrimmten Gesundheitssystem fehlen Anreize für präventive Beratung.

Viele Ärzte wissen um die Wirksamkeit gesunder Ernährung – doch sie erhalten während des Medizinstudiums kaum fundierte Ausbildung in Ernährungsmedizin.

Die Pharmaindustrie hingegen schult aktiv, sponsert Kongresse, stellt Materialien bereit. Das Ungleichgewicht ist offensichtlich – und verhindert, dass Ernährung als Primärtherapie ernst genommen wird.

Dabei gibt es genügend Vorbilder. In den USA wächst die Bewegung „Food as Medicine", Kliniken gründen Küchen, Patienten erhalten Kochkurse statt Pillen. In England experimentieren Hausarztpraxen mit „social prescribing" – dem Verschreiben von Gärtnern, Kochen oder Bewegung statt Pharmaka.

In der Schweiz entwickeln Universitäten Masterstudiengänge für integrative Ernährungstherapie.

Patienten wünschen sich diesen Wandel. Sie wollen verstehen, was sie selbst tun können, statt passiv Medikamente zu schlucken. Sie suchen nach Wegen, ihren Körper zu stärken, statt ihn zu regulieren. S

tudien zeigen: Menschen, die sich aktiv an ihrer Therapie beteiligen, sind zufriedener, gesünder und langfristig stabiler. Gesunde Ernährung ist der Schlüssel dazu – wenn sie individuell, genussvoll und wissenschaftlich fundiert vermittelt wird.

Der Weg dorthin ist nicht leicht. Er erfordert Umdenken – bei Ärzten, Patienten, Politikern. Aber er ist lohnend. Denn Ernährung heilt nicht nur den Körper – sie heilt Beziehungen, Gewohnheiten, Gemeinschaft.

Ein gemeinsames Kochen, Essen, Genießen verbindet Menschen, schafft Kultur, Lebensfreude – und damit die Basis für echte Gesundheit.

Gesunde Ernährung ist keine Mode. Sie ist ein Menschenrecht. Und sie ist die älteste, sicherste und wirksamste Medizin, die wir haben. Zeit, sie wieder in den Mittelpunkt zu stellen.

Aber nicht nur das, was wir in unseren Körper reinschütten, ist mit entscheidend.

Ebenso wichtig ist die mentale Komponente. Eine gesunde Psyche ist mindestens ebenso wichtig.

Quellen & Literatur (Auswahl):

- Estruch, R. et al. (2013). *Primary prevention of cardiovascular disease with a Mediterranean diet (PREDIMED).* NEJM.

- Ludwig, D.S. & Willett, W.C. (2020). *Dietary fats and prevention of cardiovascular disease.* JAMA.

- Fung, J. (2016). *The Obesity Code.* Greystone Books.

- Life Extension (2021). *Nutraceuticals for cardiovascular health.*

- Rubikon (2022). *Essen heilt – nicht die Tablette.*

- Multipolar (2023). *Ernährung statt Pillen – ein Systemwechsel.*

- Swiss Policy Research (2023). *Gesunde Kost statt Cholesterinsenker.*

- PubMed (2020). *Low-carb versus low-fat diets in cardiovascular prevention.*

- Ioannidis, J.P.A. (2014). *Nutrition and health – the biggest challenges.* BMJ.

Kapitel 29

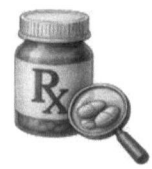

Mentale Stärke, psychische Gesundung und das Wissen über Wahrheiten – hilft ebenso

Wenn wir über Gesundheit sprechen, dominieren meist körperliche Aspekte: Blutwerte, Medikamente, Laborparameter. Doch der Mensch ist weit mehr als ein biochemischer Organismus. Gesundheit entsteht nicht nur im Stoffwechsel, sondern auch im Denken, Fühlen und Erleben.

Mentale Stärke und psychische Widerstandskraft sind zentrale Gesundheitsressourcen – oft unterschätzt, selten gefördert, aber von fundamentaler Bedeutung.

Dieses Kapitel soll verdeutlichen, wie psychische Gesundung und das Erkennen von Wahrheiten nicht nur das Wohlbefinden, sondern auch den Körper stärken – und warum sie in einem ganzheitlichen Gesundheitsverständnis unersetzlich sind.

Mentale Stärke ist die Fähigkeit, in schwierigen Zeiten handlungsfähig zu bleiben. Sie meint nicht Verdrängung oder Selbstoptimierung um jeden Preis, sondern ein tiefes

Vertrauen in die eigene Resilienz. Wer sich innerlich stabil fühlt, wer Sinn erkennt und Verantwortung übernimmt, der ist weniger anfällig für Krankheit – psychisch wie körperlich.

Studien belegen, dass chronischer Stress, Angst und Verunsicherung nicht nur das Immunsystem schwächen, sondern auch heftige Entzündungsprozesse fördern und die Zellalterung beschleunigen.

Die sogenannte Psychoneuroimmunologie – ein sehr wichtiges interdisziplinäres Forschungsfeld – zeigt, wie eng psychisches Erleben, neurologische Prozesse und Immunreaktionen miteinander verknüpft sind.

Gedanken und Gefühle beeinflussen über Hormone, Neurotransmitter und Immunzellen unsere gesamte Physiologie. Das bedeutet, dass man in beide Richtungen selbst agieren kann. Negativ wie eben auch positiv.

Anhaltende Angst etwa führt zu einer erhöhten Cortisolausschüttung, welche die Immunabwehr dämpft, die Entzündung erhöht und die Heilung verlangsamt.

Umgekehrt kann ein Gefühl der Sicherheit, der Verbundenheit und des inneren Friedens entzündungshemmend und regenerativ wirken.

Das Wissen über medizinische Wahrheiten – also über tatsächliche Zusammenhänge statt bloßer Narrative – spielt hierbei eine besondere Rolle.

Wer erkennt, dass nicht jedes Risiko eine Krankheit ist, dass viele Medikamente umstritten sind, dass Gesundheit ganz klar mehr ist als Laborwerte, der fühlt sich weniger ausgeliefert. Erkenntnis wirkt befreiend.

Sie schafft Klarheit, entzieht der Angst die Grundlage und gibt dem Menschen sein Recht auf Selbstwirksamkeit zurück.

Viele Menschen erleben eine dramatische Entlastung, wenn sie erfahren, dass ein erhöhter Cholesterinwert nicht automatisch gefährlich ist. Im Gegenteil, Dass Statine Nebenwirkungen haben können.

Dass es Alternativen gibt. Diese Informationen erzeugen kein Misstrauen – sie erzeugen Autonomie. Wer versteht, kann entscheiden. Und wer entscheiden kann, fühlt sich nicht mehr ausgeliefert.

Diese Autonomie ist essenziell für psychische Gesundung. Menschen, die die Verantwortung für ihre Gesundheit übernehmen dürfen, erleben sich als aktive Gestalter – nicht als passive Objekte medizinischer Interventionen.

Sie sind eher bereit, ihren Lebensstil zu verändern, reflektieren ihre Gewohnheiten und stärken dabei auch ihr Selbstvertrauen.

Studien zeigen: Der Glaube an die eigene Wirksamkeit – die sogenannte Self-Efficacy – ist ein starker Prädiktor für Therapieerfolg, Lebensqualität und Heilungsverlauf.

Psychische Gesundung ist aber kein linearer Prozess. Sie erfordert Raum, Zeit, Zuwendung – und ein Umfeld, das Offenheit ermöglicht. In einer Welt, die auf Funktionieren, Leistung und Anpassung gepolt ist, bleibt dafür oft kein Platz.

Doch seelische Heilung beginnt dort, wo Menschen sich mit sich selbst verbinden – mit ihren Ängsten, ihren Sehnsüchten, ihrer Wahrheit. Wer diese Verbindung wiederherstellt, stärkt nicht nur seine Psyche, sondern auch seine körperliche Integrität.

In der Praxis heißt das: Es braucht Gespräche statt Diagnosen. Es braucht echte Begegnung statt Pathologisierung. Viele Menschen leiden nicht an Cholesterinwerten oder Risikoprofilen – sie leiden an Einsamkeit, Überforderung, einem Gefühl der Sinnlosigkeit.

Die moderne Medizin hat für diese Aspekte wenig Raum. Und doch sind sie oft die Wurzel der Erkrankung.

Mentale Stärke entsteht durch Selbstannahme, Klarheit und Verbundenheit. Sie wird nicht erzeugt durch Leistungsdruck oder Disziplin – sondern durch Achtsamkeit, durch echte Beziehungen, durch das Erleben von Sinn.

Menschen, die wissen, warum sie leben, leben gesünder. Viktor Frankl, Neurologe und Begründer der Logotherapie, formulierte: „Wer ein Warum zu leben hat, erträgt fast jedes Wie."

Auch das bewusste Wahrnehmen von Desinformation und Manipulation ist Teil seelischer Gesundung. In einem System, das zunehmend von wirtschaftlichen Interessen durchzogen ist, wird das Erkennen von Wahrheit zur psychologischen Überlebensstrategie.

Wer sich nicht länger täuschen lässt, kann sich besser abgrenzen – von Angstkampagnen, von medialer Dauerpanik, von medizinischem Fatalismus. Das schützt die Psyche und stärkt die Widerstandskraft.

Zahlreiche alternative Medien, aufklärerische Netzwerke und Gesundheitsbewegungen tragen heute zur psychischen Resilienz bei, weil sie Menschen nicht nur informieren, sondern stärken.

Sie geben Hoffnung, sie bieten Alternativen, sie laden zum Denken ein. Diese geistige Autonomie ist nicht gefährlich – sie ist heilsam.

Dazu gehört auch ein neuer Umgang mit Emotionen. Wut, Trauer, Angst – all das darf Raum haben. Wer Gefühle nicht verdrängt, sondern integriert, lebt gesünder. Emotionale Gesundheit bedeutet nicht, immer „positiv" zu sein – sondern ehrlich.

Wahrhaftigkeit sich selbst gegenüber ist ein therapeutischer Akt. Und diese Wahrhaftigkeit ist auch eine Voraussetzung für mentale Stärke.

Psychische Gesundung heißt auch: Aufhören, sich zu optimieren. Viele Menschen sind krank, weil sie sich verbiegen, anpassen, funktionieren müssen. Sie verlieren den Kontakt zu ihren Bedürfnissen, zu ihrem Körper, zu ihrer Intuition.

Gesund zu werden bedeutet, genau diesen Kontakt wiederherzustellen. Das kann bedeuten, Dinge zu verändern – Beruf, Beziehungen, Alltag. Aber es beginnt eben immer im Inneren.

Auch spirituelle Erfahrungen können zur seelischen Heilung beitragen – unabhängig von Religion. Wer sich als Teil eines größeren Ganzen erlebt, wer Vertrauen ins Leben entwickelt, wer sich verbunden fühlt mit Natur, Menschheit oder Kosmos, entwickelt oft eine tiefere Gelassenheit.

Diese existenzielle Dimension wird in der Schulmedizin kaum beachtet – ist aber für viele Menschen eine Quelle großer Kraft.

Zusammengefasst: Mentale Stärke, psychische Gesundung und das Wissen über medizinische Wahrheiten sind keine Esoterik, sondern elementare Bestandteile von echter Gesundheitsvorsorge.

Sie verhindern Krankheit nicht immer – aber sie verändern den Umgang mit ihr. Wer sich seelisch stabilisiert, heilt besser. Wer sich nicht mehr belügen lässt, lebt freier. Und wer weiß, was wirklich wichtig ist, braucht oft keine Tabletten mehr.

Gesundheit beginnt im Kopf – und im Herzen. Sie wächst mit Wahrheit. Sie reift mit Mut. Und sie heilt durch Verbundenheit. Es ist Zeit, diese Dimension der Medizin zurückzugeben. Denn sie war nie überflüssig – nur durch die Pharmaindustrie verdrängt.

Alle Ärzte sollten sich deutlich mehr ganzheitlich mit ihren Patienten beschäftigen. Körper, Geist und Seele muss der Ansatz sein. Leider fehlt den meisten dafür das Wissen, und/oder die Zeit. Das in sich bewusst verfestigte System lässt es kaum zu.

Daher ist der Mensch mehr denn je dazu aufgerufen, Selbstverantwortung für seine Gesundheit zu übernehmen. Sich nicht auf das System zu verlassen, auf den „Gott in Weiß", auf die Apotheke, die auch nur ein noch ein reiner Absatzmarkt der Pharmaindustrie ist.

Nur noch sehr wenige Apotheker sind mit den Mitteln der Naturheilkunde vertraut und beraten ihre Kunden entsprechend. Es wäre dann auch eher massiv geschäftsschädigend, weil auch hier das gesamte System mit Pharma, Arzt, Krnakenkassen und

Einen Arzt aufzusuchen, der über den Tellerrand sehen kann und will und der sich wirklich intensiv und nachhaltig darum bemüht, seine Patienten ganzheitlich zu behandeln und so zur Gesundung führt.

Quellen & Literatur (Auswahl):

- Frankl, V.E. (2004). *... trotzdem Ja zum Leben sagen.* Beltz Verlag.

- Goleman, D. (2006). *Emotionale Intelligenz.* Droemer Knaur.

- Pert, C. (2000). *Molecules of Emotion.* Scribner.

- Bauer, J. (2010). *Warum ich fühle, was du fühlst.* Heyne Verlag.

- Rubikon (2022). *Psychische Resilienz im Zeitalter der Angst.*

- Multipolar (2023). *Mentale Gesundheit in manipulativen Systemen.*

- Swiss Policy Research (2023). *Stress, Angst, Gesundheit – eine systemische Analyse.*

- BMJ (2015). *Mind-body medicine: A review of clinical evidence.*

- PLoS ONE (2020). *Effect of psychological resilience on chronic disease outcomes.*

Kapitel 30

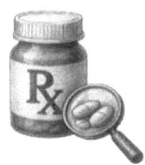

Mythen, Märkte und Macht – Das Geschäft mit der Angst vor dem Fett

Kaum ein Nährstoff wurde in den letzten Jahrzehnten so systematisch dämonisiert wie das Fett. Die Vorstellung, dass Fett dick, krank und herzkrank macht, hat sich tief ins kollektive Bewusstsein eingebrannt. „Low Fat" wurde zur moralischen Kategorie, fettarme Produkte zum Inbegriff gesunder Ernährung.

Doch hinter dieser Erzählung steht keine neutrale Wissenschaft, sondern eine geschickt orchestrierte Kampagne – gespeist von wirtschaftlichen Interessen, politischer Einflussnahme und medialer Manipulation.

Dieses Kapitel macht klar, wie ein biologisch notwendiger Makronährstoff zum Sündenbock gemacht wurde – und wer von dieser Angst profitiert hat.

Die Grundlage der Fettphobie war die sogenannte Lipidhypothese, formuliert in den 1950er-Jahren von Ancel Keys. Seine „Seven Countries Study" sollte zeigen, dass gesättigte Fette zu erhöhtem Cholesterin und damit zu Herzinfarkten führen.

Was bis heute kaum thematisiert wird: Die Auswahl der Länder erfolgte selektiv. Daten aus Ländern, die der Hypothese widersprachen – etwa Frankreich oder Deutschland – wurden ignoriert.

Die Methodik war wissenschaftlich fragwürdig, die Ergebnisse schwach. Dennoch wurde diese Theorie zur Basis einer weltweiten Ernährungspolitik.

In den 1970er-Jahren übernahmen politische Institutionen in den USA die Fettangst. Senator George McGovern präsentierte Ernährungsempfehlungen, die fettarme Ernährung propagierten – auf Basis fragwürdiger Studienlage.

Die Nahrungsmittelindustrie reagierte prompt: Neue Produktlinien, fettfrei, light, cholesterinfrei, aber reich an Zucker, Stärke und Zusatzstoffen, eroberten die Supermärkte. Auch die Margarineindustrie erlebte ihren Siegeszug – gestützt von Gesundheitsbehörden, Ärzten und Medien.

Die WHO, die American Heart Association und später auch die Deutsche Gesellschaft für Ernährung übernahmen die Botschaft: Wenig Fett, besonders wenig gesättigtes Fett, ist gesund. Butter, Sahne, Eier, Schmalz wurden als gefährlich eingestuft, pflanzliche Öle, Margarine und kohlenhydratreiche Produkte als „gesund" geadelt.

Diese Empfehlungen hielten sich über Jahrzehnte – trotz zunehmender Kritik von Ernährungswissenschaftlern und Medizinern.

Wissenschaftlich wurde die Lipidhypothese nie eindeutig bestätigt. Große Metaanalysen – etwa aus dem *British Medical Journal, Annals of Internal Medicine* oder *The Lancet* –

zeigten, dass es keinen klaren Zusammenhang zwischen dem Konsum gesättigter Fette und Herz-Kreislauf-Erkrankungen gibt. Einige Studien fanden sogar inverse Korrelationen – je höher der Fettkonsum, desto niedriger das Risiko.

Auch der sogenannte „französische Paradox" widersprach dem Dogma: Die französische Bevölkerung konsumiert viel gesättigtes Fett, hat aber eine vergleichsweise niedrige Herzinfarktrate.

Die Angst vor Fett wurde zur Grundlage eines neuen Marktes. Die Lebensmittelindustrie entwickelte unzählige „low-fat"-Produkte – Joghurts, Snacks, Fertiggerichte, Brotaufstriche, Getränke. Diese Produkte waren oft fettarm, dafür reich an Zucker, Stärke, künstlichen Süßstoffen und Geschmacksverstärkern.

Die Folge: Eine dramatische Zunahme an Übergewicht, Insulinresistenz, Typ-2-Diabetes und chronischer Entzündung – die eigentlichen Risikofaktoren für Herz-Kreislauf-Erkrankungen.

Margarine wurde zum Sinnbild „gesunder" Fette – obwohl sie aus chemisch gehärteten Pflanzenölen bestand, die reich an Transfettsäuren sind. Diese industriellen Fette sind heute nachweislich mit Entzündungsprozessen, Gefäßschäden und Herzinfarkten assoziiert.

Doch über Jahre galten sie als Butterersatz und wurden aktiv von Behörden empfohlen.

Ein weiterer Profiteur war die Pharmaindustrie. Die Entstehung der Cholesterinhysterie ermöglichte die Einführung von Statinen – Medikamente zur Senkung des LDL-Cholesterins. Diese basierten auf der Annahme, dass

Cholesterin per se gefährlich sei – ein Irrtum, wie heute viele Experten bestätigen. Dennoch wurde die Angst vor Fett und Cholesterin zum Fundament eines Milliardenmarktes.

Auch die Werbung nutzte die Angst vor Fett. Fernsehspots, Magazinanzeigen und Supermarktetiketten prägten ein Weltbild: Fett = Gefahr, Light = Sicherheit. Diese Botschaft wurde so oft wiederholt, dass sie zur Wahrheit wurde – unabhängig von ihrer Richtigkeit.

Selbst medizinische Fachkräfte wurden so geschult. Fortbildungen, Kongresse und Fachliteratur waren stark von der Industrie beeinflusst.

Die psychologische Wirkung dieser Angstrhetorik war enorm. Millionen Menschen begannen, fettarme Produkte zu kaufen, Butter durch Margarine zu ersetzen, Eier zu meiden und auf fettarme „gesunde" Alternativen umzusteigen.

Gleichzeitig nahm der Konsum von raffinierten Kohlenhydraten, Süßstoffen, Soja- und Maissirup zu – mit dramatischen Folgen für die metabolische Gesundheit.

Die jahrzehntelange Dämonisierung des Fetts führte zu einem beispiellosen Vertrauensverlust in natürliche Lebensmittel. Traditionelle Fette, die seit Jahrhunderten Bestandteil gesunder Ernährungsweisen waren – wie Ghee, Butter, Schmalz, Kokosöl oder Eigelb – wurden verbannt.

Stattdessen zogen industrielle Produkte, verarbeitete Öle und „Functional Food" in die Haushalte ein.

Der Mythos vom „bösen Fett" war nicht nur ein medizinischer Irrtum, sondern ein politisches und wirtschaftliches Projekt. Er wurde aufrechterhalten durch Netzwerke aus Politik, Wissenschaft, Industrie und Medien – ein System, das alternative Sichtweisen unterdrückte und Kritiker diffamierte.

Ärzte und Forscher, die die Lipidhypothese hinterfragten, wurden als unseriös gebrandmarkt, verloren Fördermittel oder fanden keinen Zugang zu großen Fachzeitschriften.

Heute beginnt sich das Bild zu wandeln. Immer mehr Studien, Dokumentationen und Bücher thematisieren die wahren Ursachen kardiometabolischer Erkrankungen: Entzündung, Insulinresistenz, Bewegungsmangel, Umweltbelastung und chronischer Stress.

Der Blick weitet sich – doch die alten Dogmen halten sich hartnäckig. Zu viele Karrieren, Investitionen und Institutionen hängen an der alten Erzählung.

Eine Neubewertung des Fetts ist überfällig. Fett ist kein Feind. Es ist ein lebensnotwendiger Makronährstoff. Es liefert Energie, ist Bestandteil jeder Zellmembran, notwendig für die Aufnahme fettlöslicher Vitamine (A, D, E, K), für die Hormonproduktion und für die Gehirnfunktion.

Kinder brauchen Fett für ihr Wachstum, ältere Menschen für ihre Zellregeneration. Auch das Herz nutzt bevorzugt Fett als Energiequelle.

Der Weg aus der Angst beginnt mit Wissen. Wer versteht, wie wichtig Fett für die Gesundheit ist, wird sich nicht mehr von Werbeslogans und Etiketten täuschen lassen.

Wer erkennt, wie industriell verarbeitete Lebensmittel den Körper belasten, wird natürliche Fette wieder wertschätzen.

217

Und wer weiß, dass es keinen Beweis für die Gefährlichkeit gesättigter Fette gibt, kann wieder mit Genuss essen – Butter, Eier, Sahne, Kokosöl, ohne schlechtes Gewissen.

Was wir brauchen, ist eine neue Ernährungskultur. Eine, die sich auf Qualität statt Kalorien fixiert. Eine, die regionale, naturbelassene, unverarbeitete Lebensmittel in den Mittelpunkt stellt.

Eine, die nicht von Angst, sondern von Genuss, Wissen und Vertrauen geprägt ist.

Die Macht der Märkte ist groß – aber nicht alternativlos. Der Mythos vom gefährlichen Fett war ein Geschäftsmodell.

Jetzt ist es Zeit für Wahrheit. Für Rückbesinnung. Für Gesundheit.

Quellen & Literatur (Auswahl):

- Teicholz, N. (2014). *The Big Fat Surprise*. Simon & Schuster.

- Gøtzsche, P. (2013). *Tödliche Medizin und organisierte Kriminalität*. Riva Verlag.

- Kendrick, M. (2007). *The Great Cholesterol Con*. John Blake Publishing.

- BMJ (2015). *Saturated fat is not the major issue.*

- Annals of Internal Medicine (2014). *Dietary fat and coronary heart disease: A review.*

- Swiss Policy Research (2023). *Fettangst und Profit – ein Überblick.*

- Rubikon (2022). *Das große Missverständnis Fett.*

- Multipolar (2023). *Ernährungsdogmen und ihre Nutznießer.*

Kapitel 31

Vergleich zur jüngeren Vergangenheit – Die Corona-Pandemie, die keine war

Die Geschichte der Cholesterinlüge, der Mythen um gesättigte Fette und der weltweiten Statin-Verschreibung hat ein schon lang bekanntes Muster offengelegt:

Angst wird erzeugt, Zahlen werden selektiv kommuniziert, Wissenschaft instrumentalisiert, Alternativen marginalisiert – und am Ende profitiert ein kleines, aber gut vernetztes Konglomerat aus Industrie, Politik und Medien. Dieses Muster war nicht neu.

Es zeigte sich in besonders dramatischer Weise auch in einem der einschneidendsten globalen Ereignisse der jüngeren Vergangenheit: der sogenannten Corona-Pandemie.

Mit diesem Kapitel wage ich den direkten Vergleich, um Mechanismen aufzuzeigen, die sich stark ähneln. Und natürlich um Fragen zu stellen, die bislang kaum öffentlich diskutiert wurden.

Im Frühjahr 2020 wurde ein neuartiges Coronavirus als globale Bedrohung eingestuft. In rasender Geschwindigkeit veränderte sich das öffentliche Leben. Medienbilder aus Bergamo, Wuhan und New York prägten sich ins kollektive Bewusstsein ein.

Es folgten Lockdowns, Schulschließungen, Maskenpflicht, Kontaktverbote – und eine beispiellose Impfkampagne.

Das Narrativ war eindeutig: Wir stehen vor einer Jahrhundertpandemie, jede Maßnahme ist gerechtfertigt, jeder Zweifel gefährlich.

Doch wie fundiert war dieses Narrativ wirklich? Bereits im Frühjahr 2020 meldeten sich renommierte Epidemiologen wie John Ioannidis (Stanford), Sucharit Bhakdi (Mainz) oder Wolfgang Wodarg (Berlin) zu Wort und warnten: Die Datenlage sei unsicher, die Maßnahmen unverhältnismäßig, das Virus vermutlich deutlich weniger gefährlich als angenommen.

Ihre Stimmen wurden diffamiert, ihre Karrieren beschädigt. Kritische Fragen galten plötzlich als unsolidarisch oder verschwörerisch – ein beispielloser Bruch mit demokratischen Grundprinzipien.

Der Vergleich zur Cholesterindebatte drängt sich auf. Auch dort gab es kritische Wissenschaftler, widersprüchliche Daten, alternative Erklärungen – doch die öffentliche Meinung war bereits durch mediale Dauerberieselung und politische Vorgaben festgelegt.

Der Diskursraum verengte sich. Genau wie beim Cholesterin galt: Wer widersprach, stand außerhalb des Systems.

Ein Blick auf die Daten der Pandemie wirft Fragen auf. Die sogenannte Übersterblichkeit, eines der Hauptargumente für die Pandemiebekämpfung, war in vielen Ländern 2020 nur moderat erhöht – in anderen gar nicht.

Die Infektionssterblichkeit von SARS-CoV-2 lag nach WHO-Schätzungen im Bereich einer mittelschweren Grippe. Besonders betroffen waren sehr alte Menschen mit Vorerkrankungen – doch das Narrativ sprach von einer universellen Bedrohung.

PCR-Tests wurden zum Goldstandard erhoben, obwohl sie keine Aussage über Infektiosität oder klinische Relevanz erlauben. Positive Testergebnisse galten als „Fälle", Inzidenzen als Maßstab für Freiheitseinschränkungen. Statistische Relativierungen, etwa durch Altersadjustierung oder Kontextualisierung mit anderen Atemwegserkrankungen, fanden kaum statt.

Auch hier: Zahlentricks statt Transparenz – ein bekanntes Muster aus der Welt der Cholesterinleitlinien.

Die Impfkampagne wurde zum zentralen Ausweg erklärt – mit einer Geschwindigkeit, die jede reguläre Prüfungsprozedur aushebelte. Neue mRNA-Technologien wurden millionenfach verimpft, obwohl Langzeitstudien fehlten.

Kritische Stimmen wiesen auf potenzielle Risiken hin: Herzmuskelentzündungen, Gerinnungsstörungen, Autoimmunreaktionen. Auch hier: Abwiegeln, Relativieren, Diffamieren.

Wer auf Nebenwirkungen hinwies, wurde zum Impfgegner erklärt – analog zum „Statinenverweigerer", der angeblich fahrlässig handle.

Gleichzeitig wurden einfache, kostengünstige Therapien ignoriert oder aktiv unterdrückt: Vitamin D, Ivermectin, Zink, Fluvoxamin, frühzeitige antientzündliche Behandlungen.

Diese Therapien hätten vor allem Risikogruppen schützen können – doch sie waren nicht patentierbar, nicht lukrativ, nicht systemkonform.

Die Parallele zu Ernährung und Lebensstil in der Cholesterindebatte ist offensichtlich: Was günstig, wirksam und nebenwirkungsarm ist, wird ausgeblendet – zugunsten teurer, technokratischer Lösungen.

Auch die Rolle der Medien in der Coronakrise gleicht der Cholesterinpropaganda: Einseitige Berichterstattung, selektive Expertenauswahl, ständige Wiederholung dramatischer Bilder, Pathologisierung von Kritik.

Die öffentlich-rechtlichen Sender, eigentlich zur Ausgewogenheit verpflichtet, wurden zu Transmissionsriemen staatlicher Pandemiepolitik. Kritische Berichte erschienen nur noch in alternativen Medien – mit allen Risiken für Reichweite und Reputationsverlust.

Der Diskurs über Impfpflicht, 2G/3G-Regeln, Lockdowns für Ungeimpfte und sogar Kinderimpfungen gegen eine Erkrankung, von der Kinder kaum betroffen waren, zeigt die Tiefe der gesellschaftlichen Spaltung.

Angst wurde zum Treiber, Schuldzuweisung zur Strategie. Auch dies erinnert an die moralische Aufladung der Fett- und Cholesterindebatte: Wer nicht mitmacht, ist „unvernünftig", gefährdet andere, braucht „Aufklärung" – und wenn das nicht hilft, mindestens Druck.

Ein systemischer Blick zeigt: Beide Krisen – die Cholesterinlüge und die Coronapolitik – waren Ausdruck eines grundlegend kranken Gesundheitswesens.

Nicht Heilung steht im Zentrum, sondern Kontrolle. Nicht Wissenschaft, sondern Agenda. Nicht individuelle Verantwortung, sondern zentralistische Steuerung. Beide Male ging es nicht um den Menschen, sondern um Systeme.

Und beide Male gab es Gewinner: Pharmafirmen erzielten Rekordumsätze. Impfstoffhersteller wie Pfizer und Moderna verdienten Milliarden. Testfirmen, Maskenproduzenten, Plattformanbieter – sie alle profitierten von der Dauerkatastrophe.

Ebenso wie politische Akteure, die sich als „Retter" inszenieren konnten. Und auch hier wieder: Der Markt folgte der Angst. Angst erzeugt Nachfrage, Kontrolle erzeugt Abhängigkeit.

Die Parallelen sind nicht zufällig. Sie sind Ausdruck eines dominierenden biopolitischen Paradigmas: Der Mensch wird reduziert auf Risikofaktoren, seine Autonomie durch Leitlinien ersetzt, seine Umwelt durch Angst strukturiert.

Wer abweicht, wird pathologisiert – in der Medizin, der Gesellschaft, den Medien.

Doch wie bei der Cholesterinlüge bricht auch in der Corona-Frage das Narrativ zunehmend zusammen. Gerichtsurteile kippten Maßnahmen, Studien revidierten Frühannahmen, Nebenwirkungen der Impfstoffe wurden anerkannt, WHO-Aussagen relativiert.

Was 2020 noch als Verschwörung galt, ist 2023 Realität geworden – von der Maskenpflicht bis zur mRNA-Kritik.

Dieser Rückblick soll kein pauschales Urteil fällen. SARS-CoV-2 war real. Menschen starben. Doch das Ausmaß, die

Reaktion, die Kollateralschäden waren in vielen Bereichen unverhältnismäßig. Schulen blieben geschlossen, Existenzen zerbrachen, psychische Erkrankungen stiegen, Kinder wurden traumatisiert. Das alles im Namen einer Sicherheit, die nie garantiert werden konnte.

Was bleibt, ist die Frage: Was lernen wir daraus?

Wir lernen, dass Gesundheit politisch ist. Dass Wissenschaft gekauft werden kann. Dass Medien Meinung machen – im Sinne bestimmter Interessen. Wir lernen, dass Angst ein mächtiges Werkzeug ist – aber auch ein schlechter Ratgeber.

Und wir lernen, dass echte Resilienz nicht von oben verordnet wird, sondern von unten wächst: durch Bildung, Aufklärung, Vernetzung, Mut.

Die Corona-Pandemie war real. Aber sie war auch eine Pandemie der Kommunikation, der Bürokratie, der politischen Opportunität. Viele Maßnahmen waren nicht evidenzbasiert, sondern interessengetrieben. Die Parallelen zur Cholesterindebatte sind nicht nur strukturell – sie sind systemisch.

Wer verstanden hat, wie Angst um das Cholesterin einen Milliardenmarkt schuf, wird auch verstehen, wie Angst vor einem Virus gesellschaftliche Transformationen ermöglicht hat.

Es geht nicht um Schuld, sondern um Erkenntnis. Und um die Frage: Wie machen wir es beim nächsten Mal besser?

Der erste Schritt ist immer derselbe: Wahrheit. Dann folgt der Mut. Und schließlich die Freiheit.

Quellen & Literatur (Auswahl):

- Ioannidis, J.P.A. (2021). *The infection fatality rate of COVID-19 inferred from seroprevalence data.* Bulletin of the WHO.

- Bhakdi, S. & Reiss, K. (2020). *Corona Fehlalarm?* Goldegg Verlag.

- Wodarg, W. (2021). *Falsche Pandemien.* Rubikon.

- Gøtzsche, P. (2022). *Vaccines: truth, lies and controversy.* People's Press.

- Rubikon (2021–2023). *Corona-Dossier.*

- Multipolar (2020–2023). *Chronik einer angekündigten Krise.*

- Swiss Policy Research (2023). *Die Corona-Kampagne – ein Rückblick.*

- PEI, EMA, CDC: Berichte zu Impfnebenwirkungen

- WHO, RKI: Datenarchiv zur Übersterblichkeit und IFR

- BMJ (2021). *Covid-19: Politicisation, corruption, and suppression of science.*

Kapitel 32

Rückblick und Ausblick – Wie wir uns aus der Lügenfalle befreien können

Am Ende dieses Buches stehen wir an einem Wendepunkt. Nach zahllosen Kapiteln voller Fakten, Hintergründe, kritischer Analysen und erschütternder Einsichten stellt sich die entscheidende Frage: Was nun? Wie lässt sich ein Weg zurück in eine Medizin finden, die dem Menschen dient und nicht den Märkten?

Wie befreien wir uns aus der Lügenfalle, die über Jahrzehnte aus Halbwahrheiten, manipulativen Studien, ökonomischen Interessen und mediengesteuerten Ängsten gesponnen wurde?

Zunächst braucht es den Mut, die Realität anzuerkennen. Die Geschichte der Cholesterin-Hysterie ist kein bedauerlicher Einzelfall. Sie ist ein Symptom eines Systems, das aus der Angst der Menschen ein Geschäft gemacht hat – kalkuliert, global und systematisch.

Die Konstruktion des Cholesterins als Feind, die Erhebung eines Laborwertes zur Krankheit, die Ausweitung von Therapien auf Gesunde – all das war kein medizinischer Zufall, sondern ein strategischer Plan. Und dieser Plan hatte Erfolg.

Über 200 Millionen Menschen weltweit nehmen Statine ein. Milliarden werden damit verdient. Die Geschichte der

Lipidsenkung ist ein ökonomischer Triumph – aber ein medizinisches Fiasko.

Diese Erkenntnis schmerzt. Denn sie stellt vieles infrage, was wir als gegeben angenommen haben. Sie kratzt am Vertrauen in Ärzte, Institutionen, Medien, Lehrbücher und vielleicht auch an unserem eigenen Weltbild. Doch nur wer hinsieht, kann verändern.

Der Blick auf die Lügen der Vergangenheit ist kein Rückschritt – er ist der erste Schritt zur Wahrheit.

Ein Rückblick auf die letzten Jahrzehnte zeigt ein wiederkehrendes Muster: Zuerst wird ein Molekül oder eine Zahl zum Problem erklärt. Dann folgen Studien, die scheinbar belegen, wie gefährlich dieses Problem ist. Es entstehen Medikamente, Produkte, Therapieempfehlungen.

Medien verbreiten die Botschaft, Experten bestätigen sie, Kritik wird als verantwortungslos abgetan. Schließlich verschmelzen Meinung und Wahrheit – und was einst eine Hypothese war, wird zur Doktrin.

In diesem Mechanismus spielt das Cholesterin eine zentrale Rolle. Es wurde dämonisiert, pathologisiert, entwertet. Dabei ist es eines der wichtigsten Moleküle unseres Körpers. Wir brauchen es – für Zellmembranen, Hormone, Vitamin D, Gallensäuren, Gehirnfunktion.

Die Idee, es möglichst zu eliminieren, ist biologisch absurd. Und doch wurde sie propagiert – weil sie profitabel war.

Die Medien haben dabei eine tragende Rolle gespielt. Sie hätten aufklären können. Sie hätten fragen, bohren, zweifeln können.

Stattdessen haben sie oft unkritisch die Botschaften der Industrie übernommen, mit dramatischen Schlagzeilen, vereinfachten Erklärungen und selektiven Expertenmeinungen. Auch sie müssen sich ihrer Verantwortung stellen.

Ebenso die Wissenschaft. Es waren nicht nur Konzerne, die falsche Narrative gestützt haben. Auch Universitäten, Fachgesellschaften, Forschungsinstitute haben sich kaufen lassen – durch Drittmittel, Kooperationen, Karrieren. Peer-Review-Systeme, Fachzeitschriften, Kongresse – sie alle waren Teil eines Netzwerks, das Wahrheit zur Ware gemacht hat.

Viele, die mitgewirkt haben, taten es nicht aus Böswilligkeit, sondern aus Anpassung, aus Opportunismus, aus Angst.

Doch Schuldzuweisungen allein bringen uns nicht weiter. Was zählt, ist die Frage: Wie kommen wir heraus aus dieser Falle?

Der erste Schritt ist die Rückgewinnung der Souveränität. Menschen müssen wieder verstehen, dass Gesundheit nicht in Laborwerten liegt, sondern im Leben selbst. Dass sie keine Patienten sind, weil ein Wert minimal erhöht ist.

Dass sie das Recht haben, Entscheidungen zu treffen – auf Basis vollständiger Informationen, nicht auf Basis von Angst oder Autorität.

Es braucht echte Aufklärung. Nicht im Sinne von Hochglanzbroschüren der Industrie oder App-gesteuerten Präventionsprogrammen – sondern im Sinne einer tiefen, systematischen Bildung über Biologie, Medizin, Eigenverantwortung.

Schulen, Universitäten, medizinische Ausbildungen müssen sich öffnen für ein neues Denken: kritisch, ganzheitlich, menschenzentriert.

Ärztinnen und Ärzte müssen sich ihrer Rolle neu bewusst werden. Sie sind nicht die verlängerten Arme von Leitlinien, sondern Begleiter. Ihre Aufgabe ist es nicht, Rezepte auszustellen, sondern Orientierung zu geben.

Dafür brauchen sie Zeit, Freiheit und Unabhängigkeit. Viele wollen genau das – doch das System lässt es oft nicht zu. Es ist an der Gesellschaft, das zu ändern.

Auch die Wissenschaft muss sich neu erfinden. Forschung darf nicht länger abhängig sein von Konzernen, die Ergebnisse kaufen. Studien müssen offen, transparent, unabhängig finanziert und ausgewertet werden. Alle Ergebnisse – auch die negativen – gehören veröffentlicht. Interessenkonflikte müssen klar benannt werden.

Peer Review muss reformiert, Open Access gestärkt, Zivilgesellschaft eingebunden werden.

Die Politik darf sich nicht länger hinter Expertengremien verstecken, die von der Industrie durchsetzt und bezahlt sind. Sie muss Rahmenbedingungen schaffen, die Prävention fördern – echte Prävention, nicht Pharma-Prophylaxe.

Das bedeutet: eine Förderung von Bewegung, Ernährung, sozialer Teilhabe, Bildung, Umwelt- und Lebensqualität. Es bedeutet auch, den Einfluss der Industrie auf Gesetze, Empfehlungen und Forschungsbudgets radikal zu begrenzen.

Und die Medien? Auch sie müssen zurück zu ihrem Auftrag: Kontrolle, Kritik, Aufklärung. Nicht das Reproduzieren von Pressetexten, sondern das Hinterfragen von Interessen. Nicht die Schlagzeile, sondern der Zusammenhang.

Nur so entsteht wieder Vertrauen – in die vierte Gewalt und in die Demokratie.

Doch jenseits all dieser systemischen Forderungen braucht es etwas Tieferes: einen kulturellen Wandel. Wir müssen Gesundheit wieder als Ganzes verstehen. Als Gleichgewicht von Körper, Geist und Gesellschaft. Als etwas, das nicht in Pillen liegt, sondern in Beziehungen, in Sinn und in Lebensfreude. Als ein Prozess und als Diagnose.

Dazu gehört, die Angst zu entmachten. Angst ist das wirksamste Steuerungsinstrument moderner Systeme. Wer Angst hat, gibt Kontrolle ab. Wer Angst hat, glaubt, was man ihm sagt.

Wer Angst hat, akzeptiert auch eine Statinverordnung, obwohl er keine Beschwerden hat. Der Weg hinaus aus der Lügenfalle führt deshalb über die Angst – und durch sie hindurch.

Vertrauen entsteht nicht durch Beruhigung, sondern durch Wahrheit. Es muss erlaubt sein, Fragen zu stellen. Zweifel zu äußern. Erfahrungen zu machen. Fehler zuzugeben. Nur so entsteht eine Kultur des Lernens, der Offenheit, der Entwicklung.

Wir stehen heute an einer historischen Schwelle. Die Krise des Gesundheitssystems, die Krise der Wissenschaft, die Krise des Vertrauens – sie sind aber auch eine Chance.

Denn sie zwingen uns, neu zu denken. Altes endlich kritisch zu hinterfragen. Neues zu erwirken und zuzulassen.

Wer einmal erkennt, dass er belogen wurde, ist nicht verloren – er ist wach. Und wache Menschen sind die beste Grundlage für eine bessere Zukunft.

Diese Zukunft ist möglich. Sie beginnt nicht mit einem neuen Medikament, sondern mit einem neuen Bewusstsein.

Mit einer ganzheitlichen Medizin, die heilt, statt verwaltet. Mit einer Forschung, die sucht, statt verkauft. Mit einer Gesellschaft, die informiert ist, statt indoktriniert. Und mit Individuen, die Verantwortung übernehmen – für sich, für andere, für das Ganze.

Wir haben alles, was wir brauchen: Natur, Wissen, Erfahrung, Alternativen. Jetzt braucht es Mut. Mut zur Veränderung. Mut zur Wahrheit. Mut zur Freiheit.

Denn am Ende dieser Reise steht auf keinen Fall Resignation. Sondern vielmehr ein Aufbruch.

Ist das nur Träumerei und Illusion?

Nein, ich denke, es ist alles möglich, wenn die Menschen die Betrügereien, die Unterdrückungen und die immer stärker werdenden Kontrollen seitens des Staates/Systems nicht mehr zulassen.

Mit diesem Buch über die Cholesterin Märchen und den Machenschaften der Pharmaindustrie, der Lebensmittelindustrie usw. hoffe ich Ihnen liebe Leserin und Leser nun ein wenig die Augen geöffnet zu haben.

Mögen Sie es alles für sich richtig einordnen und ein befreites und gesundes Leben haben können.

Quellen & Literatur (Auswahl):

- Ravnskov, U. (2010). *Fat and Cholesterol Are Good for You.* New Health Press

- Kendrick, M. (2007). *The Great Cholesterol Con.* John Blake Publishing

- Angell, M. (2004). *The Truth About the Drug Companies.* Random House

- Gøtzsche, P. (2013). *Tödliche Medizin und organisierte Kriminalität.* Riva Verlag

- Swiss Policy Research (2023). *Cholesterin und Desinformation – ein Dossier*

- Multipolar (2023). *Gesundheit und Wahrheit – der Preis der Unabhängigkeit*

- Rubikon (2022). *Die Cholesterinlüge – Ein System zerlegt sich selbst*

- BMJ, JAMA, NEJM – diverse kritische Studienauswertungen zur Statintherapie

Schlusswort:

Dieses Buch ist eine Einladung, sich zu erinnern, dass Gesundheit mehr ist als ein Medikamentenplan, mehr als ein Laborwert, mehr als eine Leitlinie. Gesundheit beginnt mit einem Bewusstsein – für den eigenen Körper, für Wahrheit, für Zusammenhänge. Und für die Kraft, sich aus Abhängigkeiten zu befreien.

Die Erkenntnisse dieses Buches mögen erschütternd sein.

Sie zeigen, wie tiefgreifend der Einfluss der Pharmaindustrie reicht, wie sehr wirtschaftliche Interessen unsere Medizin prägen und wie leicht es ist, mit Angst ein ganzes Volk zu lenken.

Doch diese Erkenntnis ist kein Grund zur Resignation – sie ist der erste Schritt zur Selbstbefreiung.

Wir haben gesehen, wie Mythen geschaffen werden – über Cholesterin, über Fett, über Medikamente. Wie Ärzte, oft selbst Opfer eines Systems, standardisierte Schemata anwenden, ohne Raum für individuelle Fragen zu lassen. Doch das muss nicht so bleiben.

Jeder Mensch hat das Recht – und die Fähigkeit –, Verantwortung für seine eigene Gesundheit zu übernehmen.

Dazu braucht es Mut. Mut, nicht alles zu glauben, was im Wartezimmer gesagt oder im Beipackzettel verschwiegen wird.

Mut, andere Wege zu gehen: über Ernährung, Bewegung, innere Arbeit, Verbindung mit der Natur. Mut, Fragen zu stellen – auch unbequeme. Und die Geduld, sich selbst zuzuhören.

Es geht nicht darum, Ärzte völlig zu meiden oder Medikamente grundsätzlich abzulehnen. Es geht um ein sinnvolles und überlegtes Gleichgewicht: um kritisches Denken, um wirklich informierte Entscheidung und um möglichst partnerschaftliche Medizin.

Die Zeit der blinden Autorität sollte vorbei sein. Die Zeit der selbstbestimmten Gesundheit muss jetzt beginnen. Und es geht - wenn Du dich mit dazu entscheidest. Und zwar jetzt!

Wer sich informiert, wer sich vernetzt und wer sich auf seinen eigenen Körper verlässt, kann sich ein großes Stück Freiheit zurückerobern. Freiheit von Angst, von fatalen Abhängigkeiten und von falschen Versprechen.

Und darin liegt vielleicht die wichtigste Botschaft dieses Buches:

Es liegt jetzt an Dir. Du bist nicht ohnmächtig. Du bist nicht allein. Und du bist mehr als nur ein „Patient" mit einer Nummer. Du hast eine Recht auf Gesundheit und auf freie Entscheidungen.

Der erste Schritt ist getan: Du hast gelesen, hinterfragt und nun auch verstanden. Jetzt ist es an der Zeit, zu leben – bewusst, neugierig, mutig und gesund.

In diesem Sinne rufe ich meinen Leserinnen und Lesern zu:

Bleib wach. Bleib frei, Bleib angstfrei und bleib bei dir selbst und bleib vor allem du selbst.

Aus Angst entsteht keine
Eigenverantwortung –
sondern nur Abhängigkeit.

Jörns Bühner

Weitere Publikationen von Jörns Bühner

Würgegriff der Klima-Agenda

Der CO2 Schwindel
Der zweite Angriff auf die Menschheit

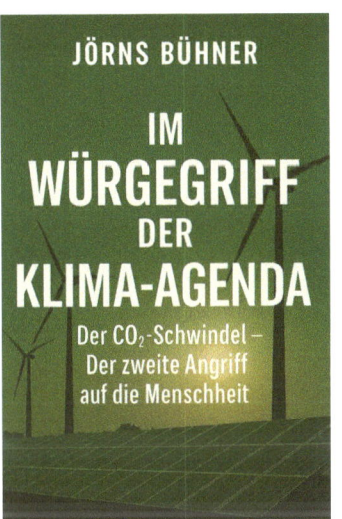

Dieses Buch ist keine Klimaleugnung, sondern ein wahrer Befreiungsschlag. Ein tiefgründiger, mutiger und radikal ehrlicher Blick hinter die Fassade der Klima-Ideologie. Es zeigt auf, wer wirklich profitiert, wer manipuliert und wer zahlt. Es analysiert faktenbasiert, erzählt fesselnd und spricht aus, was andere nicht einmal zu denken wagen. Kurzweilig, prägnant, klar, ehrlich und ohne Zensur. Eines der wichtigsten Bücher der Gegenwart. Unsere aller Freiheit ist massiv bedroht. Wer dieses Buch, vollgespickt mit Fakten, Quellangaben basiert, gelesen hat, hat noch beste Chancen, sich dem drohenden Klimawahn und den sozialistischen Ideologien zu entziehen.

152 Seiten
BoD
ISBN: 9783769351798
€ 22,70

Die Fiat Falle

**Wie das Geldsystem die Welt versklavt und warum
Bitcoin der einzige Ausweg ist**

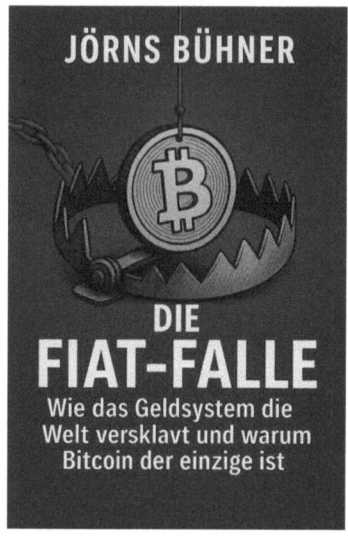

Die Fiat-Falle ist ein Blick hinter den Vorhang des globalen Geldsystems. Schonungslos, mutig, offen und befreiend mit Lösungsansätzen. Warum wird unser Geld jeden Tag weniger wert? Wer zieht im Hintergrund die Fäden? Warum kollabiert unser Geldsystem? Warum werden die meisten Menschen alles verlieren. Und warum wird gerade Bitcoin so heftig bekämpft? Die Fiat-Falle ist das Buch für alle, die aufwachen und hinsehen wollen. Und die wirklich bereit sind, selbst Verantwortung für ihre finanzielle Zukunft und Freiheit zu übernehmen.

168 Seiten
BoD
ISBN: 9783819229589
€ 22,70

WHO - Droht uns die globale Diktatur?

Die WHO, der globale Pakt und das Ende nationaler Selbstbestimmung

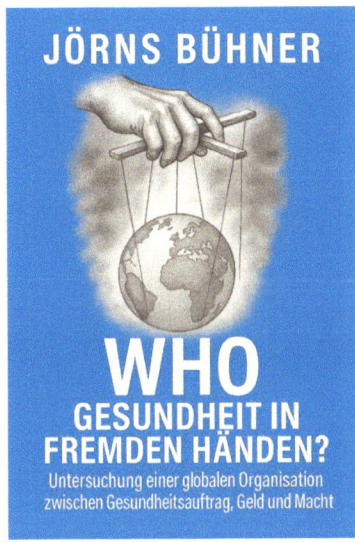

Was passiert, wenn eine Gesundheitsorganisation beginnt, weltweit Politik zu machen? Wenn Empfehlungen zu Anweisungen werden - und demokratisch gewählte Regierungen in den Schatten treten?

Dieses Buch deckt auf, was viele vielleicht längst ahnen, aber kaum jemand aussprechen darf: Die WHO ist längst nicht mehr nur eine beratende Behörde. Hinter ihrer Fassade wirken einflussreiche Stiftungen, mächtige Geldgeber und internationale Netzwerke, die in Krisenzeiten mehr entscheiden als nationale Parlamente.

120 Seiten
BoD
ISBN 9783819212451
€ 22,70

Pharma. Macht. Tod.

Wie Konzerne Krankheiten erfinden, Studien fälschen und Leben gefährden. Die größten Gesundheitslügen unserer Zeit

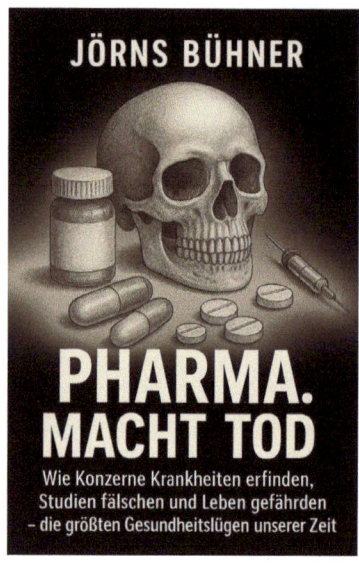

Dieses kritische Sachbuch deckt die dunklen Seiten der globalen Pharmaindustrie auf: von manipulierten Studien über erfundene Krankheiten bis hin zu skrupellosen Pharmaskandalen, die Menschenleben kosten. Big Pharma, unterstützt durch Politik, Medien und willfährige Zulassungsbehörden, hat sich ein milliardenschweres Geschäftsmodell geschaffen – auf dem Rücken von Patienten und unter dem Deckmantel der Wissenschaft.

184 Seiten
BoD
ISBN 9783819265198
€ 22,70

Kein Bargeld - kein Leben?

Was wir verlieren, wenn das Bargeld verschwindet und warum wir jetzt sofort handeln müssen

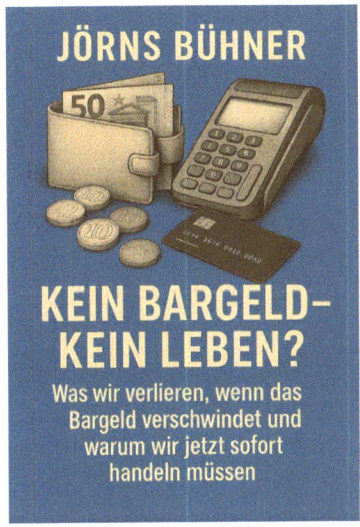

Was passiert, wenn das Bargeld verschwindet? Digitale Zahlung klingt bequem, aber der Preis dafür ist unsere Freiheit. Was als Fortschritt verkauft wird, ist in Wahrheit der schleichende Umbau unserer Gesellschaft. Wenn Bargeld verschwindet, verschwindet auch ein Stück unserer Selbstbestimmung. Jeder Einkauf wird registriert, jede Zahlung kontrolliert. Ohne Bargeld gibt es kein anonymes Leben mehr, und kein Entkommen aus der totalen Überwachung.

Noch gibt es eine Wahl. Noch ist Bargeld gesetzliches Zahlungsmittel. Doch wie lange noch?

Lesen Sie dieses Buch, bevor es zu spät ist.

140 Seiten
BoD
ISBN 9783819244810
€ 22,70

Diagnose Krebs:
System Startet -Tod wartet
Wie Krebs zum gigantischen Milliardengeschäft
wurde und warum echte Heilung nicht erwünscht ist"

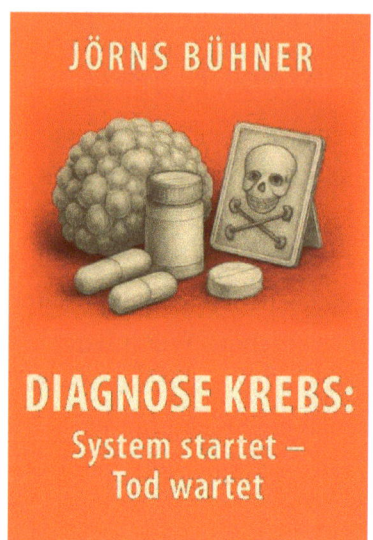

Warum steigt die Zahl der Krebserkrankungen trotz jahrzehntelanger Forschung immer weiter? Warum können die seit Jahrzehnten bestehende Krebsbehandlungen nach vorgegebenen Leitlinien keine Heilung bringen? Wieso basieren die gängigen Therapien noch immer auf einem Prinzip, das Körper und Psyche massiv schwächt, während natürliche, ganzheitliche Ansätze systematisch ignoriert, lächerlich gemacht oder sogar verboten werden?
Jörns Bühner geht diesen Fragen schonungslos nach und entlarvt ein System, das die Krankheit Krebs als Geschäftsmodell perfektioniert hat.

Ein wichtiges Buch für alle, die sich mit der Diagnose Krebs konfrontiert sehen.

128 Seiten
BoD
ISBN 9783819273858
€ 22,70